SUZHOU SHI
XUESHENG JIANKANG YINGXIANG YINSU
JIANCE BAOGAO

苏州市学生健康影响因素监测报告（2023）

主编 杨海兵 沈 蕙 胡 佳

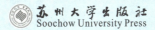

图书在版编目（CIP）数据

苏州市学生健康影响因素监测报告．2023 ／ 杨海兵，沈蕙，胡佳主编． -- 苏州：苏州大学出版社，2024.
12. -- ISBN 978-7-5672-5033-8
Ⅰ．R195.2
中国国家版本馆 CIP 数据核字第 2024YV0065 号

书　　名：	苏州市学生健康影响因素监测报告（2023）
主　　编：	杨海兵　沈　蕙　胡　佳
责任编辑：	王晓磊
助理编辑：	王明晖
装帧设计：	吴　钰
出版发行：	苏州大学出版社（Soochow University Press）
社　　址：	苏州市十梓街 1 号　邮编：215006
印　　刷：	镇江文苑制版印刷有限责任公司
邮购热线：	0512-67480030
销售热线：	0512-67481020
开　　本：	787 mm×1 092 mm　1/16　印张：6.25　字数：126 千
版　　次：	2024 年 12 月第 1 版
印　　次：	2024 年 12 月第 1 次印刷
书　　号：	ISBN 978-7-5672-5033-8
定　　价：	28.00 元

图书若有印装错误，本社负责调换
苏州大学出版社营销部　电话：0512-67481020
苏州大学出版社网址　http://www.sudapress.com
苏州大学出版社邮箱　sdcbs@suda.edu.cn

编委会

主　任　刘　芳
副主任　王海涛　姚　立　杨海兵
委　员　刘品妘　邓　婕　沈　蕙
　　　　　胡　佳　詹斌秉　吴向青
　　　　　陆爱明

主　编　杨海兵　沈　蕙　胡　佳
副主编　韩　迪　沈明珠　施　冰
　　　　　徐　双
编　者　王靖思　包新宇　凌睿哲
　　　　　姜　潇　张俪叶　海　波
　　　　　丁子尧　王越红　金黎明
　　　　　郭尧政　朱保琴　蔡　敏
　　　　　唐雅君　宋　璇

儿童青少年是国家的未来、民族的希望。促进儿童青少年健康成长，能够为国家可持续发展提供宝贵资源和不竭动力。党的十八大以来，以习近平同志为核心的党中央把培养好少年儿童作为一项战略性、基础性工作。为有效预防和控制儿童青少年常见病的发生，保障其身心健康，2016 年 10 月，中共中央、国务院印发了《"健康中国 2030"规划纲要》，提出要加强学生近视、肥胖等常见病防治。2018 年 8 月，习近平总书记作出重要指示，要求"全社会都要行动起来，共同呵护好孩子的眼睛，让他们拥有一个光明的未来"。2019 年 7 月，国务院发布的《健康中国行动（2019—2030 年）》将中小学健康促进行动纳入 15 个专项行动之一，针对学生肥胖、近视等重点常见病，给出健康行为与生活方式、疾病预防、心理健康、生长发育与青春期保健等方面的知识与技能指导，并提出个人、家庭、学校、政府应采取的举措。2021 年 9 月，国务院发布了《中国儿童发展纲要（2021—2030 年）》，提出要以常见病为重点，推广儿童疾病防治适宜技术，建立早期筛查、诊断和干预服务机制。2022 年 4 月，国务院办公厅印发《"十四五"国民健康规划》，在促进儿童和青少年健康方面，提出要加强对儿童青少年常见病风险因素和疾病的筛查、诊断和干预，指导学校和家长对学生实施防控综合干预，抓好儿童青少年近视防控。2024 年 4 月，国家疾控局发布了《学生常见病多病共防技术指南》，为加强学生常见病防治，提高学生常见病监测与干预效率，通过行为与环境干预实现学生常见病多病共防，保护学生身心健康。

为有效预防和控制学生常见病的发生，保障和促进儿童青少年身心健康，从 2016 年开始，原国家卫生与计划生育委员会启动全国学生常见病和健康影响因素监测，苏州市参与预调查，为该监测项目的实施提供基础数据。2017 年起，苏州市（工业园区和常熟市）作为全国监测点正式参加学生常见病和健康影响因素监测工作。2018 年起，重点加强学生近视监测和干预，开展了学生近视专项调查。2019 年起，学生常见病和健康影响因素监测增加脊柱弯曲异常调查，在做好监测的同时，开展六大专项行动，采取针对性干预措施。2020年起，在学生健康状况及影响因素调查中加入学生心理、伤害等健康问题，进一步完善监测内容。2021年，工业园区和常熟市作为全国儿童青少年近视防控适宜技术试点县（区），及时总结地方先进经验和成效，以点带面，进一步推动全市学生常见病防控工作的开展。2022年起，学生常见病和健康影响因素监测与干预工作实现全市覆盖，涉及10个市（区）共91所学校（包括幼儿园）。2023年，全市继续扎实开展近视等常见病和健康影响因素监测，并深入落实六大专项行动。在项目开展的几年中，苏州市不断完善监测内容，扩大监测范围，提高监测质量；在干预工作中，勇于创新，优化防控策略，科学规范开展常见病防控。

为描述苏州市学生健康状况及影响因素分布特征，评估学生常见病防控成效，给进一步采取针对性干预措施提供依据，提出相关预防措施和健康促进策略，特组织苏州市疾病预防控制中心学校卫生科牵头撰写本书。本书基于2023年苏州市学生健康影响因素监测数据，详细描述了苏州市学生健康影响因素，通过大量图表直观地展示了监测结果。希望本书的出版能为相关专业技术部门开展学生常见病监测与干预提供参考，为探索学生常见病的有效干预措施提供理论基础，为政府部门出台儿童青少年健康促进策略提供科学依据。

苏州市卫生健康委员会副主任
苏州市疾病预防控制局局长　　刘　芳
2024年9月

目录

第一章　绪　论　/ 1

第二章　一般情况　/ 3

第三章　膳食情况　/ 5

第四章　运动及睡眠情况　/ 15

第五章　吸烟、饮酒情况　/ 23

第六章　网络使用情况　/ 29

第七章　不良用耳行为　/ 32

第八章　日常行为习惯及疾病症状情况　/ 38

| 第九章 | 青春期健康教育 | / 47 |

| 第十章 | 近视相关行为 | / 49 |

| 第十一章 | 脊柱弯曲异常相关行为 | / 82 |

第一章

绪 论

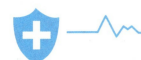

一、监测背景

少年兴则国兴，少年强则国强。党和国家始终高度重视儿童青少年事业发展，将保障儿童青少年健康作为重要内容纳入《健康中国行动（2019—2030年）》《"十四五"国民健康规划》等国家重大战略规划。近年来，儿童青少年近视、超重肥胖、脊柱弯曲异常、心理健康问题等已引起广泛关注。不健康饮食，不良卫生行为习惯，吸烟、饮酒、药物滥用行为，网络成瘾等健康危险行为，对儿童青少年健康乃至成年期健康和生活质量都会造成直接或间接的影响。因此，开展学生常见病和健康影响因素监测，不仅可以掌握苏州市儿童青少年的健康状况，而且可以通过分析健康影响因素寻找到有针对性的干预措施，实现学生常见病多病共防，保护学生身心健康。

为有效预防和控制学生常见病的发生，根据《国家疾病预防控制局综合司关于印发2023年全国学生常见病和健康影响因素监测与干预工作方案的通知》（国疾控综卫免函〔2023〕65号），省卫健委、省教育厅《关于印发2023年江苏省学生常见病和健康影响因素监测与干预工作方案的通知》（苏卫办疾控〔2023〕27号）要求，市卫健委、市教育局联合制定《关于印发2023年苏州市学生常见病和健康影响因素监测与干预工作方案的通知》（苏卫健疾控〔2023〕32号）。在苏州市卫生健康委员会的大力支持和教育部门的积极配合下，苏州各市（区）疾病预防控制中心工作人员根据方案开展学生常见病和健康影响因素监测工作，本书对2023年苏州市学生健康影响因素监测的主要结果进行全面报告和阐述。

2023年苏州市学生常见病和健康影响因素监测覆盖苏州所有市（区），采取分层整群随机抽样的方法，监测不同学段（小学、初中、高中、职高）的学生，由于其各自的生理、生长和发育特点，在心理、生理和行为学等方面特征并不完全一致，所以调查内容存在差异。

二、监测目的

为贯彻《"健康中国2030"规划纲要》对学校卫生工作的要求，掌握苏州市学生常见病和健康影响因素情况，依托江苏省学生常见病和健康影响因素监测平台，开展学生近视、肥胖、脊柱弯曲异常等常见病和健康影响因素监测工作。根据监测中发现的主要问题采取有针对性的干预措施，强化学生常见病防控工作，保障和促进儿童青少年健康。

三、监测内容与方法

在小学四至六年级、初中、高中和职高一至三年级开展监测，各年级以整班为单位至少抽取80名学生，每所学校至少抽取240名学生开展匿名自填问卷调查。本次调查针对不同学段学生的健康影响因素特点，主要监测学生饮食和营养摄入行为，户外活动及睡眠情况，烟草、酒精等物质滥用行为，网络使用情况，不良用耳行为，日常卫生行为习惯，以及因病缺课和休学情况等。针对学生近视、脊柱弯曲异常开展与之密切相关的行为和环境因素专项调查，包括视屏时间、近距离用眼习惯、课间休息习惯、读写及站立姿势、睡眠时间、户外活动时间等个人行为因素，以及课桌椅调试、学校和家庭用眼环境、校内眼保健操频次、配镜等眼视光服务等环境因素，为综合评估学生身心健康状况，提出有针对性的防控措施提供依据。

四、质量控制与评价

根据监测方案要求严格规范学生常见病和健康影响因素监测数据的采集、管理和应用，适时进行干预评估，确保监测质量和干预效果。科学选择监测学校，确定监测对象，使用符合要求的仪器、设备，严格按照方案开展监测，并根据监测发现的主要问题开展针对性干预活动。各市（区）在接受省、市级统一培训后，应在开展监测前再次组织调查组人员进行二次技能培训并考核。各级卫生健康行政部门与教育部门共同组织开展学生常见病监测和干预，并对入校专业机构及人员资质进行审核，疾控机构负责监测现场的质量控制，统一采用"江苏省学生常见病和健康影响因素监测系统"的电子问卷进行问卷填写。

第二章 一般情况

一、调查对象性别、学段和城乡分布情况

2023年苏州市学生健康状况及影响因素监测覆盖苏州市10个市（区），每个地区选择7所学校，包括2所小学、2所初中、2所高中、1所职高。调查中小学生共计18 151人，其中男生9 136人，占50.3%；女生9 015人，占49.7%；男生与女生的性别比为1.01∶1。全部调查对象中，小学生5 182人，占28.5%；初中生5 155人，占28.4%；高中生5 254人，占29.0%；职高生2 560人，占14.1%。从城乡分布来看，城市学生10 952人，占总调查人数的60.3%；乡村学生7 199人，占总调查人数的39.7%。详见表2-1。

表2-1 苏州市2023年学生健康状况及影响因素监测调查人群构成情况

性别	学段	城市/[人(%)]	乡村/[人(%)]	合计/[人(%)]
男	小学	1 566（8.6）	1 052（5.8）	2 618（14.4）
	初中	1 568（8.6）	1 036（5.7）	2 604（14.3）
	高中	1 608（8.9）	1 030（5.7）	2 638（14.6）
	职高	768（4.2）	508（2.8）	1 276（7.0）
	小计	5 510（30.3）	3 626（20.0）	9 136（50.3）
女	小学	1 549（8.5）	1 015（5.6）	2 564（14.1）
	初中	1 559（8.6）	992（5.5）	2 551（14.1）
	高中	1 559（8.6）	1 057（5.8）	2 616（14.4）
	职高	775（4.3）	509（2.8）	1 284（7.1）
	小计	5 442（30.0）	3 573（19.7）	9 015（49.7）

续表

性别	学段	城市/[人(%)]	乡村/[人(%)]	合计/[人(%)]
总计	小学	3 115（17.1）	2 067（11.4）	5 182（28.5）
	初中	3 127（17.2）	2 028（11.2）	5 155（28.4）
	高中	3 167（17.5）	2 087（11.5）	5 254（29.0）
	职高	1 543（8.5）	1 017（5.6）	2 560（14.1）
	小计	10 952（60.3）	7 199（39.7）	18 151（100）

二、家庭基本情况

本次调查涉及的学生中，530人住校或不跟家人一起居住，占2.9%；17 621人与家人共同生活居住，占97.1%。在与家人共同生活居住的学生中，家庭类型分布情况：核心家庭（只和父母共同居住）共9 103人，占51.7%；大家庭（和父母及祖父母或外祖父母共同居住）共6 435人，占36.5%；隔代家庭（只和祖父母或外祖父母共同居住）共279人，占1.6%；单亲家庭（只和父亲或母亲共同居住）1 450人，占8.2%；重组家庭（和父亲及继母或母亲及继父共同居住）共260人，占1.5%；其他94人，占0.5%。

第三章
膳食情况

一、相关指标定义

健康饮食：指过去 7 天*内，每天都摄入新鲜水果、蔬菜和奶制品等种类食物。

非健康饮食：指过去 7 天内，每天 1 次及以上摄入含糖饮料、油炸食品等任一种类食品。

早餐质量评价：指将早餐分为谷薯类、蔬菜水果类、肉类、奶类和豆类，如果早餐食用了其中 4 种及以上的食物则评为营养充足，食用其中 3 种则评为营养良好，食用 2 种及以下则评为营养差。

二、健康饮食情况

42.5%的中小学生每天都摄入新鲜水果、蔬菜和奶制品等种类食物，符合健康饮食。分学段显示，小学、初中、高中、职高符合健康饮食的学生占比分别为 53.0%、49.6%、34.6%、23.1%。分地区显示，乡村、城市符合健康饮食的学生占比分别为 57.7%、57.4%。分性别显示，男生、女生符合健康饮食的占比分别为 56.7%、58.3%。详见图 3-1 和表 3-1。

---

* 本书中"过去 7 天""过去 30 天"等描述指每位学生填写问卷时往前推算的时间段。

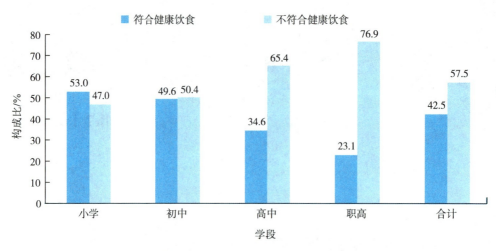

图 3-1 苏州市 2023 年不同学段学生健康饮食情况

表 3-1 苏州市 2023 年不同地区、性别学生健康饮食情况*

组别		调查人数/人	符合健康饮食/[人（%）]	不符合健康饮食/[人（%）]
地区	乡村	7 198	4 155（57.7）	3 043（42.3）
	城市	10 952	6 282（57.4）	4 670（42.6）
性别	男	9 135	5 180（56.7）	3 955（43.3）
	女	9 015	5 257（58.3）	3 758（41.7）
合计		18 150	10 437（57.5）	7 713（42.5）

1. 新鲜水果摄入情况

3.5%的中小学生从来不吃新鲜水果，每天吃 1 次及以上新鲜水果的学生占比为 69.3%。分学段显示，小学、初中、高中、职高从来不吃新鲜水果的学生占比分别为 2.5%、2.5%、4.3%、6.1%，每天吃 1 次及以上新鲜水果的学生占比分别为 82.7%、77.7%、58.7%、47.4%。分地区显示，乡村、城市从来不吃新鲜水果的学生占比分别为 3.3%、3.7%，每天吃 1 次及以上新鲜水果的学生占比分别为 70.8%、68.3%。分性别显示，男生、女生从来不吃新鲜水果的占比分别为 4.6%、2.5%，每天吃 1 次及以上新鲜水果的占比分别为 67.1%、71.6%。详见图 3-2 和表 3-2。

---

* 本次调查所回收的调查问卷中部分问题有数据缺失，本书仅对有效数据进行分析，因此部分表格的调查人数合计不足 18 151 人，特此说明。

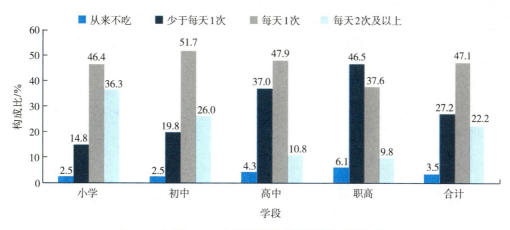

图 3-2 苏州市 2023 年不同学段学生新鲜水果摄入情况

表 3-2 苏州市 2023 年不同地区、性别学生新鲜水果摄入情况

组别		调查人数/人	从来不吃/[人(%)]	少于每天1次/[人(%)]	每天1次/[人(%)]	每天2次及以上/[人(%)]
地区	乡村	7 198	240 (3.3)	1 861 (25.9)	3 419 (47.5)	1 678 (23.3)
	城市	10 952	403 (3.7)	3 058 (28.0)	5 131 (46.8)	2 360 (21.5)
性别	男	9 135	419 (4.6)	2 584 (28.3)	4 048 (44.3)	2 084 (22.8)
	女	9 015	224 (2.5)	2 335 (25.9)	4 502 (49.9)	1 954 (21.7)
合计		18 150	643 (3.5)	4 919 (27.2)	8 550 (47.1)	4 038 (22.2)

2. 新鲜蔬菜摄入情况

2.0%的中小学生从来不吃新鲜蔬菜，每天吃 1 次及以上新鲜蔬菜的学生占比为 87.5%。分学段显示，小学、初中、高中、职高从来不吃新鲜蔬菜的学生占比分别为 1.9%、1.6%、1.7%、3.7%，每天吃 1 次及以上新鲜蔬菜的学生占比分别为 89.9%、90.2%、86.9%、78.3%。分地区显示，乡村、城市从来不吃新鲜蔬菜的学生占比分别为 2.1%、2.0%，每天吃 1 次及以上新鲜蔬菜的学生占比分别为 86.9%、87.9%。分性别显示，男生、女生从来不吃新鲜蔬菜的占比分别为 2.5%、1.5%，每天吃 1 次及以上新鲜蔬菜的占比分别为 86.7%、88.4%。详见图 3-3 和表 3-3。

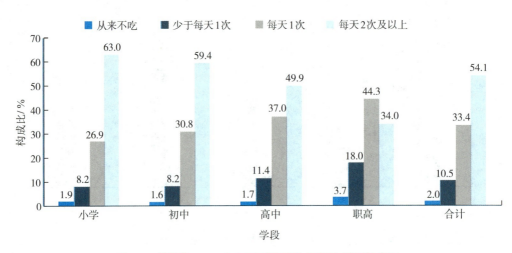

图 3-3 苏州市 2023 年不同学段学生新鲜蔬菜摄入情况

表 3-3 苏州市 2023 年不同地区、性别学生新鲜蔬菜摄入情况

组别		调查人数/人	从来不吃/[人(%)]	少于每天1次/[人(%)]	每天1次/[人(%)]	每天2次及以上/[人(%)]
地区	乡村	7 199	153（2.1）	786（11.0）	2 486（34.5）	3 774（52.4）
	城市	10 952	215（2.0）	1 113（10.1）	3 577（32.7）	6 047（55.2）
性别	男	9 136	231（2.5）	984（10.8）	3 054（33.4）	4 867（53.3）
	女	9 015	137（1.5）	915（10.1）	3 009（33.4）	4 954（55.0）
合计		18 151	368（2.0）	1 899（10.5）	6 063（33.4）	9 821（54.1）

3. 奶制饮品或豆制饮品摄入情况

4.5%的中小学生从来不喝牛奶、酸奶、豆浆或豆奶，59.3%的中小学生每天喝牛奶、酸奶、豆浆或豆奶1次及以上。分学段显示，小学、初中、高中、职高每天喝1次及以上牛奶、酸奶、豆浆或豆奶的学生占比分别为65.0%、63.0%、57.4%、44.4%。分地区显示，乡村、城市每天喝1次及以上牛奶、酸奶、豆浆或豆奶的学生占比分别为57.6%、60.5%。分性别显示，男生、女生每天喝1次及以上牛奶、酸奶、豆浆或豆奶的占比分别为62.6%、56.0%。详见图3-4和表3-4。

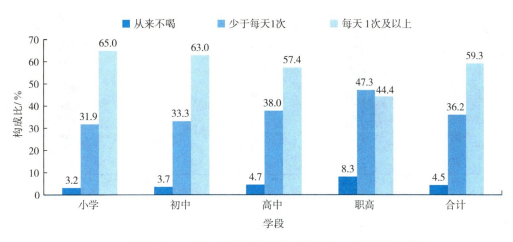

图 3-4　苏州市 2023 年不同学段学生奶制饮品或豆制饮品摄入情况

表 3-4　苏州市 2023 年不同地区、性别学生奶制饮品或豆制饮品摄入情况

组别		调查人数/人	从来不喝/ [人(%)]	少于每天1次/ [人(%)]	每天1次及以上/ [人(%)]
地区	乡村	7 198	347 (4.8)	2 707 (37.6)	4 144 (57.6)
	城市	10 952	464 (4.2)	3 867 (35.3)	6 621 (60.5)
性别	男	9 135	437 (4.8)	2 981 (32.6)	5 717 (62.6)
	女	9 015	374 (4.1)	3 593 (39.9)	5 048 (56.0)
合计		18 150	811 (4.5)	6 574 (36.2)	10 765 (59.3)

4. 每日早餐情况

2.1%的中小学生从来不吃早餐,82.3%的中小学生每天吃早餐。分学段显示,小学、初中、高中、职高从不吃早餐的学生占比分别为 1.1%、2.3%、2.0%、3.6%,每天吃早餐的学生占比分别为 89.3%、81.3%、83.6%、67.5%。分地区显示,乡村、城市从不吃早餐的学生占比分别为 2.1%、2.0%,每天吃早餐的学生占比分别为 82.0%、82.5%。分性别显示,男生、女生从不吃早餐的占比分别为 2.7%、1.5%,每天吃早餐的占比分别为 82.4%、82.2%。详见图 3-5 和表 3-5。

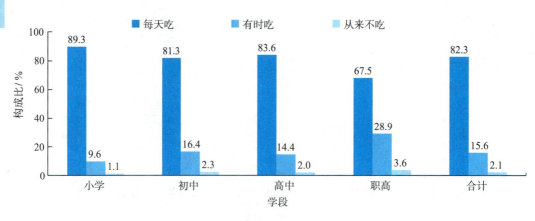

图 3-5 苏州市 2023 年不同学段学生每日早餐情况

表 3-5 苏州市 2023 年不同地区、性别学生每日早餐情况

组别		调查人数/人	每天吃/[人(%)]	有时吃/[人(%)]	从来不吃/[人(%)]
地区	乡村	7 196	5 902（82.0）	1 143（15.9）	151（2.1）
	城市	10 952	9 031（82.5）	1 697（15.5）	224（2.0）
性别	男	9 133	7 527（82.4）	1 362（14.9）	244（2.7）
	女	9 015	7 406（82.2）	1 478（16.4）	131（1.5）
合计		18 148	14 933（82.3）	2 840（15.6）	375（2.1）

5. 早餐质量情况

47.8%的中小学生早餐营养差，25.5%的中小学生早餐营养充足。分学段显示，小学、初中、高中、职高早餐营养差的学生占比分别为49.0%、43.9%、46.5%、56.1%，早餐营养充足的学生占比分别为25.1%、29.8%、24.7%、19.7%。分地区显示，乡村、城市早餐营养差的学生占比分别为48.4%、47.5%，早餐营养充足的学生占比分别为25.2%、25.8%。分性别显示，男生、女生早餐营养差的占比分别为48.8%、46.9%，早餐营养充足的占比分别为25.0%、26.1%。详见图3-6和表3-6。

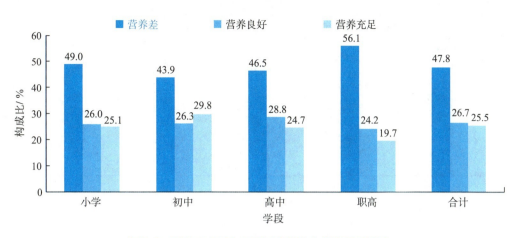

图 3-6　苏州市 2023 年不同学段学生早餐质量情况

表 3-6　苏州市 2023 年不同地区、性别学生早餐质量情况

组别		调查人数/人	营养差/[人(%)]	营养良好/[人(%)]	营养充足/[人(%)]
地区	乡村	7 198	3 481（48.4）	1 903（26.4）	1 814（25.2）
	城市	10 952	5 201（47.5）	2 929（26.7）	2 822（25.8）
性别	男	9 135	4 457（48.8）	2 392（26.2）	2 286（25.0）
	女	9 015	4 225（46.9）	2 440（27.1）	2 350（26.1）
合计		18 150	8 682（47.8）	4 832（26.7）	4 636（25.5）

三、非健康饮食情况

16.3%的中小学生存在非健康饮食，即每天摄入 1 次及以上含糖饮料或油炸食品。分学段显示，小学、初中、高中、职高存在非健康饮食的学生占比分别为 9.8%、11.7%、22.2%、26.8%。分地区显示，乡村、城市存在非健康饮食的学生占比分别为 16.9%、15.9%。分性别显示，男生、女生存在非健康饮食的占比分别为 19.6%、13.0%。详见图 3-7 和表 3-7。

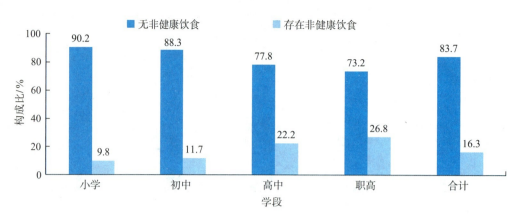

图 3-7 苏州市 2023 年不同学段学生非健康饮食情况

表 3-7 苏州市 2023 年不同地区、性别学生非健康饮食情况

组别		调查人数/人	无非健康饮食/[人(%)]	存在非健康饮食/[人(%)]
地区	乡村	7 199	5 980（83.1）	1 219（16.9）
	城市	10 952	9 210（84.1）	1 742（15.9）
性别	男	9 136	7 346（80.4）	1 790（19.6）
	女	9 015	7 844（87.0）	1 171（13.0）
合计		18 151	15 190（83.7）	2 961（16.3）

1. 含糖饮料摄入情况

19.1%的中小学生从不喝含糖饮料，11.5%的中小学生每天喝含糖饮料1次及以上。分学段显示，小学、初中、高中、职高从不喝含糖饮料的学生占比分别为25.2%、19.7%、16.5%、10.5%，每天喝含糖饮料1次及以上的学生占比分别为7.1%、9.1%、12.7%、23.0%。分地区显示，乡村、城市从不喝含糖饮料的学生占比分别为19.4%、18.8%，每天喝含糖饮料1次及以上的学生占比分别为11.5%、11.6%。分性别显示，男生、女生从不喝含糖饮料的占比分别为18.0%、20.1%，每天喝含糖饮料1次及以上的占比分别为14.0%、9.0%。详见图3-8和表3-8。

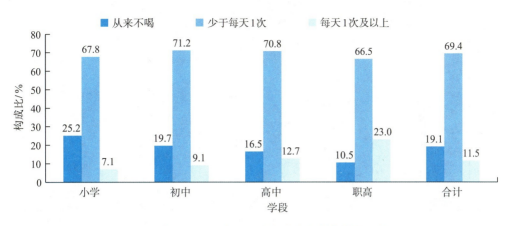

图 3-8　苏州市 2023 年不同学段学生含糖饮料摄入情况

表 3-8　苏州市 2023 年不同地区、性别学生含糖饮料摄入情况

组别		调查人数/人	从来不喝/ [人(%)]	少于每天 1 次/ [人(%)]	每天 1 次及以上/ [人(%)]
地区	乡村	7 199	1 399（19.4）	4 975（69.1）	825（11.5）
	城市	10 952	2 061（18.8）	7 623（69.6）	1 268（11.6）
性别	男	9 136	1 646（18.0）	6 207（68.0）	1 283（14.0）
	女	9 015	1 814（20.1）	6 391（70.9）	810（9.0）
合计		18 151	3 460（19.1）	12 598（69.4）	2 093（11.5）

2. 油炸食物摄入情况

17.0% 的中小学生从不吃油炸食物，8.8% 的中小学生每天吃油炸食物 1 次及以上。分学段显示，小学、初中、高中、职高从不吃油炸食物的学生占比分别为 25.6%、19.1%、9.4%、11.0%，每天吃油炸食物 1 次及以上的学生占比分别为 5.1%、5.7%、14.8%、10.3%。分地区显示，乡村、城市从不吃油炸食物的学生占比分别为 18.0%、16.3%，每天吃油炸食物 1 次及以上的学生占比分别为 9.5%、8.4%。分性别显示，男生、女生从不吃油炸食物的占比分别为 17.5%、16.4%，每天吃油炸食物 1 次及以上的占比分别为 10.6%、7.0%。详见图 3-9 和表 3-9。

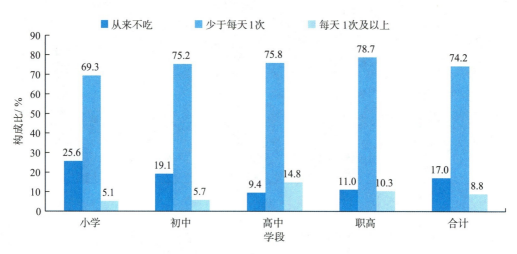

图 3-9 苏州市 2023 年不同学段学生油炸食物摄入情况

表 3-9 苏州市 2023 年不同地区、性别学生油炸食物摄入情况

组别		调查人数/人	从来不吃/ [人（%）]	少于每天1次/ [人（%）]	每天1次及以上/ [人（%）]
地区	乡村	7 199	1 297（18.0）	5 219（72.5）	683（9.5）
	城市	10 952	1 786（16.3）	8 250（75.3）	916（8.4）
性别	男	9 136	1 602（17.5）	6 569（71.9）	965（10.6）
	女	9 015	1 481（16.4）	6 900（76.6）	634（7.0）
合计		18 151	3 083（17.0）	13 469（74.2）	1 599（8.8）

四、小结

42.5%的中小学生符合健康饮食，即每天都摄入新鲜水果、蔬菜和奶制品等种类食物。随着学段的升高，符合健康饮食的学生占比下降，小学生符合健康饮食的占比最高（53.0%），职高生符合健康饮食的占比最低（23.1%）。2.1%的中小学生从来不吃早餐，82.3%的中小学生每天吃早餐。不同学段中，小学、初中、高中每天吃早餐的学生占比达 80%以上，而职高生仅为 67.5%。早餐质量方面，约一半的中小学生早餐营养差（47.8%），早餐营养充足的占比为 25.5%；不同学段学生中，早餐营养差的占比均最高。16.3%的中小学生每天摄入1次及以上含糖饮料或油炸食品，存在非健康饮食习惯。随着学段的升高，非健康饮食学生的占比上升。男生存在非健康饮食的占比（19.6%）高于女生（13.0%），乡村（16.9%）略高于城市（15.9%）。

第四章
运动及睡眠情况

一、相关指标定义

睡眠不足：根据《关于进一步加强中小学生睡眠管理工作的通知》中建议的睡眠时间，将小学生每天睡眠时间<10小时、初中生每天睡眠时间<9小时、高中生每天睡眠时间<8小时界定为睡眠不足。

匹兹堡睡眠质量指数（Pittsburgh sleep quality index，PSQI）：用于评定被试者最近1个月的睡眠质量。由19个自评条目和5个他评条目构成，其中第19个自评条目和5个他评条目不参与计分。参与计分的18个条目分成7个部分，每个部分按0~3等级计分，累计各部分得分为PSQI总分，总分范围为0~21，得分越高，表示睡眠质量越差，7分为界值。

二、运动情况

1. 中高强度运动天数

16.8%的中小学生从不进行60分钟及以上的中高强度运动，11.4%的中小学生1周7天均进行中高强度运动。分学段显示，小学、初中、高中、职高从不进行中高强度运动的学生占比分别为10.8%、10.9%、24.8%、24.1%，1周7天均进行中高强度运动的学生占比分别为17.3%、12.0%、6.2%、9.2%。分地区显示，乡村、城市从不进行中高强度运动的学生占比分别为16.3%、17.1%，1周7天均进行中高强度运动的学生占比分别为12.4%、10.8%。分性别显示，男生、女生从不进行中高强度运动的占比分别为14.3%、19.3%，1周7天均进行中高强度运动的占比分别为15.2%、7.6%。详见图4-1和表4-1。

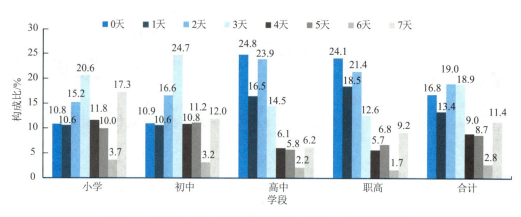

图 4-1　苏州市 2023 年不同学段学生中高强度运动天数情况

表 4-1　苏州市 2023 年不同地区、性别学生中高强度运动天数情况

组别		调查人数/人	0天/[人(%)]	1天/[人(%)]	2天/[人(%)]	3天/[人(%)]	4天/[人(%)]	5天/[人(%)]	6天/[人(%)]	7天/[人(%)]
地区	乡村	7 198	1 176 (16.3)	957 (13.3)	1 368 (19.0)	1 377 (19.1)	662 (9.2)	573 (8.0)	191 (2.7)	894 (12.4)
	城市	10 949	1 869 (17.1)	1 475 (13.5)	2 075 (19.0)	2 050 (18.7)	973 (8.8)	1 003 (9.1)	324 (3.0)	1 180 (10.8)
性别	男	9 134	1 309 (14.3)	1 085 (11.9)	1 713 (18.8)	1 635 (17.9)	858 (9.4)	849 (9.3)	293 (3.2)	1 392 (15.2)
	女	9 013	1 736 (19.3)	1 347 (14.9)	1 730 (19.2)	1 792 (19.9)	777 (8.5)	727 (8.1)	222 (2.5)	682 (7.6)
合计		18 147	3 045 (16.8)	2 432 (13.4)	3 443 (19.0)	3 427 (18.9)	1 635 (9.0)	1 576 (8.7)	515 (2.8)	2 074 (11.4)

2. 休息日中高强度运动情况

13.4%的中小学生在周末或者节假日，每天能做到 60 分钟及以上中高强度运动，17.6%的中小学生几乎做不到。分学段显示，小学、初中、高中、职高学生在周末或者节假日，每天能做到中高强度运动的占比分别为 22.3%、13.0%、6.7%、10.0%，几乎做不到的占比分别为 6.9%、13.9%、30.4%、20.8%。分地区显示，乡村、城市在周末或者节假日每天能做到中高强度运动的学生占比分别为 14.5%、12.7%，几乎做不到的学生占比分别为 16.3%、18.5%。分性别显示，男生、女生在周末或者节假日每天能做到中高强度运动的占比分别为 19.0%、7.8%，几乎做不到的占比分别为 12.8%、22.6%。详见图 4-2 和表 4-2。

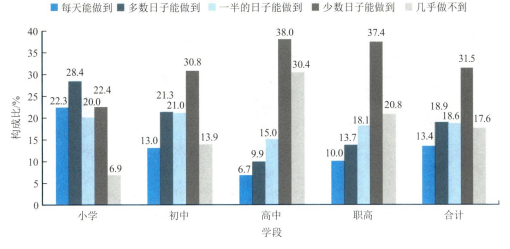

图 4-2　苏州市 2023 年不同学段学生休息日中高强度运动情况

表 4-2　苏州市 2023 年不同地区、性别学生休息日中高强度运动情况

组别		调查人数/人	每天能做到/[人(%)]	多数日子能做到/[人(%)]	一半的日子能做到/[人(%)]	少数日子能做到/[人(%)]	几乎做不到/[人(%)]
地区	乡村	7 198	1 044（14.5）	1 425（19.8）	1 351（18.8）	2 204（30.6）	1 174（16.3）
	城市	10 952	1 394（12.7）	2 012（18.4）	2 019（18.4）	3 499（32.0）	2 028（18.5）
性别	男	9 135	1 739（19.0）	2 005（21.9）	1 791（19.6）	2 435（26.7）	1 165（12.8）
	女	9 015	699（7.8）	1 432（15.9）	1 579（17.5）	3 268（36.2）	2 037（22.6）
合计		18 150	2 438（13.4）	3 437（18.9）	3 370（18.6）	5 703（31.5）	3 202（17.6）

3. 户外活动情况

28.3% 的中小学生每天白天户外活动时间不超过 1 小时，户外活动时间为 1~2（不含 2）小时的学生占比为 37.2%，2 小时及以上的学生占比为 27.9%。分学段显示，小学、初中、高中、职高学生户外活动时间不超过 1 小时的占比分别为 19.4%、25.7%、42.3%、23.2%，2 小时及以上的占比分别为 33.7%、29.2%、19.1%、31.3%。分地区显示，乡村、城市户外活动时间不超过 1 小时的学生占比分别为 27.8%、28.7%，2 小时及以上的学生占比分别为 28.8%、27.3%。分性别显示，男生、女生户外活动时间不超过 1 小时的占比分别为 25.2%、31.5%，2 小时及以上的占比分别为 31.6%、24.1%。详见图 4-3 和表 4-3。

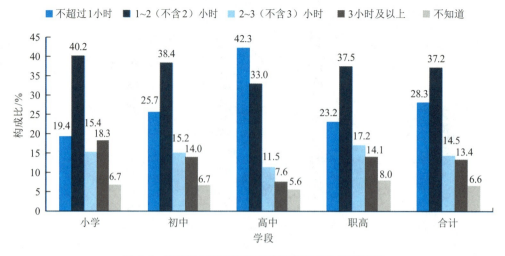

图 4-3 苏州市 2023 年不同学段学生户外活动情况

表 4-3 苏州市 2023 年不同地区、性别学生户外活动情况

组别		调查人数/人	不超过1小时/[人(%)]	1~2(不含2)小时/[人(%)]	2~3(不含3)小时/[人(%)]	3小时及以上/[人(%)]	不知道/[人(%)]
地区	乡村	7 199	2 003 (27.8)	2 668 (37.1)	1 095 (15.2)	976 (13.6)	457 (6.3)
	城市	10 952	3 142 (28.7)	4 088 (37.3)	1 530 (14.0)	1 455 (13.3)	737 (6.7)
性别	男	9 136	2 306 (25.2)	3 367 (36.9)	1 458 (16.0)	1 425 (15.6)	580 (6.3)
	女	9 015	2 839 (31.5)	3 389 (37.6)	1 167 (12.9)	1 006 (11.2)	614 (6.8)
合计		18 151	5 145 (28.3)	6 756 (37.2)	2 625 (14.5)	2 431 (13.4)	1 194 (6.6)

4. 静坐时间情况

过去 1 周中小学生平均每天在室内静坐的时间是 5.5 小时，在不同学段中，小学生平均每天室内静坐时间为 3.0 小时，初中生为 4.7 小时，高中生为 9.0 小时，职高生为 4.8 小时。36.0%的中小学生每天静坐时间不超过 2 小时，静坐时间为 8 小时及以上的学生占比为 34.3%。分学段显示，小学、初中、高中、职高学生每天静坐时间不超过 2 小时的占比分别为 52.8%、38.2%、20.1%、29.9%，静坐时间为 8 小时及以上的占比分别为 11.4%、28.4%、67.4%、24.4%。分地区显示，乡村、城市每天静坐时间不超过 2 小时的学生占比分别为 37.7%、34.8%，8 小时及以上的学生占比分别为 31.7%、36.0%。分性别显示，男生、女生每天静坐时间不超过 2 小时的占比分别为 42.6%、29.2%，8 小时及以上的占比分别为 29.0%、39.6%。详见图 4-4 和表 4-4。

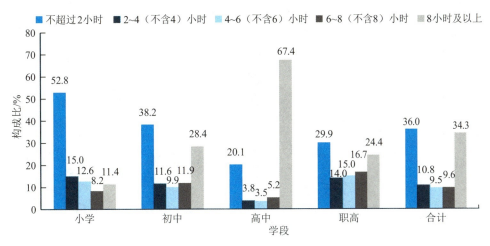

图 4-4　苏州市 2023 年不同学段学生静坐时间情况

表 4-4　苏州市 2023 年不同地区、性别学生静坐时间情况

组别		调查人数/人	不超过 2 小时/[人(%)]	2~4（不含4）小时/[人(%)]	4~6（不含6）小时/[人(%)]	6~8（不含8）小时/[人(%)]	8 小时及以上/[人(%)]
地区	乡村	7 198	2 715 (37.7)	781 (10.9)	725 (10.1)	697 (9.6)	2 280 (31.7)
	城市	10 952	3 811 (34.8)	1 153 (10.5)	1 002 (9.1)	1 047 (9.6)	3 939 (36.0)
性别	男	9 135	3 894 (42.6)	992 (10.9)	815 (8.9)	781 (8.6)	2 653 (29.0)
	女	9 015	2 632 (29.2)	942 (10.4)	912 (10.1)	963 (10.7)	3 566 (39.6)
合计		18 150	6 526 (36.0)	1 934 (10.8)	1 727 (9.5)	1 744 (9.6)	6 219 (34.3)

三、睡眠情况

1. 睡眠时间

中小学生平均每天睡眠时间为 7.7 小时，在不同学段中，小学生平均每天睡眠时间为 9.1 小时，初中生为 7.7 小时，高中生为 6.5 小时，职高生为 7.4 小时。51.1%的中小学生每天睡眠时间不足 8 小时。分学段显示，27.4%的小学生每天睡眠时间达到 10 小时，16.9%的初中生每天睡眠时间达到 9 小时，8.1%的高中生和 41.3%的职高生每天睡眠时间可达到 8 小时。分地区显示，乡村、城市每天睡眠时间不足 8 小时的学生占比分别为 48.4%、52.9%。分性别显示，男生、女生每天睡眠时间不足 8 小时的占比分别为 49.1%、53.2%。详见图 4-5 和表 4-5。

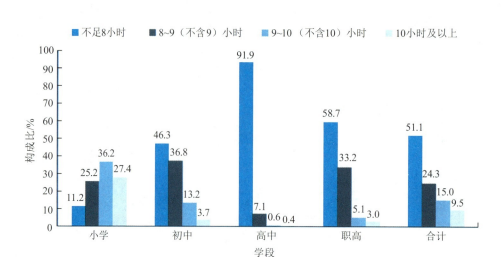

图 4-5　苏州市 2023 年不同学段学生睡眠时间

表 4-5　苏州市 2023 年不同地区、性别学生睡眠时间

组别		调查人数/人	不足 8 小时/[人（%）]	8~9（不含9）/小时[人（%）]	9~10（不含10）/小时[人（%）]	10 小时及以上/[人（%）]
地区	乡村	7 066	3 422（48.4）	1 763（25.0）	1 078（15.2）	803（11.4）
	城市	10 787	5 707（52.9）	2 579（23.9）	1 605（14.9）	896（8.3）
性别	男	8 904	4 372（49.1）	2 297（25.8）	1 333（15.0）	902（10.1）
	女	8 949	4 757（53.2）	2 045（22.9）	1 350（15.0）	797（8.9）
合计		17 853	9 129（51.1）	4 342（24.3）	2 683（15.1）	1 699（9.5）

2. 睡眠质量

17.2% 的中小学生过去 1 个月睡眠质量较差。分学段显示，小学、初中、高中、职高学生过去 1 个月睡眠质量较差的占比分别为 5.9%、13.0%、31.0%、20.3%。分地区显示，乡村、城市过去 1 个月睡眠质量较差的学生占比分别为 16.4%、17.7%。分性别显示，男生、女生过去 1 个月睡眠质量较差的占比分别为 16.8%、17.7%。详见图 4-6 和表 4-6。

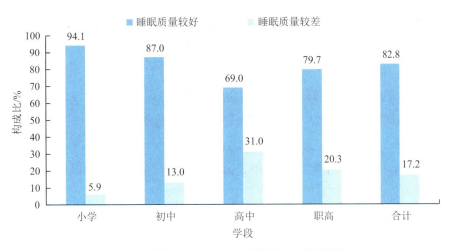

图 4-6 苏州市 2023 年不同学段学生睡眠质量

表 4-6 苏州市 2023 年不同地区、性别学生睡眠质量

组别		调查人数/人	睡眠质量较好/[人(%)]	睡眠质量较差/[人(%)]
地区	乡村	6 998	5 847 (83.6)	1 151 (16.4)
	城市	10 665	8 773 (82.3)	1 892 (17.7)
性别	男	8 778	7 305 (83.2)	1 473 (16.8)
	女	8 885	7 315 (82.3)	1 570 (17.7)
合计		17 663	14 620 (82.8)	3 043 (17.2)

四、小结

16.8%的中小学生在过去1周中从不进行60分钟及以上的中高强度运动。不同学段中，高中生、职高生从不进行中高强度运动的比例偏高，分别为24.8%、24.1%。女生从不进行中高强度运动的占比（19.3%）高于男生（14.3%）。

《儿童青少年近视防控公共卫生综合干预技术指南》中建议儿童青少年应保证每天2小时户外活动时间。本次结果显示，仅27.9%的中小学生每天白天户外活动时间在2小时以上，男生每天户外活动时间在2小时及以上的占比（31.6%）高于女生（24.1%）。不同学段中，户外活动时间在2小时及以上的占比由高到低依次为小学（33.7%）、职高（31.3%）、初中（29.2%）、高中（19.1%）。中小学生室内平均静坐时间为5.5小时，在不同学段中，高中生静坐时间（9.0小时）明显高于小学生（3.0小时）、初中生（4.7小时）和职高生（4.8小时）。

睡眠方面，中小学生平均每天睡眠时间为7.7小时。分学段显示，小学生为9.1

小时，初中生为 7.7 小时，高中生为 6.5 小时，职高生为 7.4 小时。小学、初中、高中、职高生能达到《教育部办公厅关于进一步加强中小学生睡眠管理工作的通知》（教基厅函〔2021〕11 号）中建议睡眠时间的占比为 27.4%、16.9%、8.1%、41.3%；72.6%的小学生、83.1%的初中生、91.9%的高中生和 58.7%的职高生均存在睡眠不足问题。过去 1 个月中，17.2%的中小学生睡眠质量较差，女生睡眠质量较差的占比（17.7%）略高于男生（16.8%），城市睡眠质量较差的占比（17.7%）略高于乡村（16.4%），高中生睡眠质量较差的占比（31.0%）高于其他学段学生。

第五章

吸烟、饮酒情况

一、相关指标定义

尝试吸烟率：指迄今为止曾尝试吸烟（包括只吸一两口）的人数占总调查人数的比例。

现在吸烟率：指过去 30 天内曾吸过烟的人数占总调查人数的比例。

现在吸烟严重程度：排除过去 30 天内没吸烟者，然后按每天不到 1 支、每天 1~10 支、每天 11~20 支、每天 20 支以上分类计算现在吸烟严重程度的报告率。

被动吸烟：指过去 7 天内有人与被调查者在同一房间或同一交通工具里，当着被调查者的面吸烟，包括在家里、在学校和在其他公共场合。

曾饮过酒：指迄今为止曾饮过酒，明确定量为"一整杯酒"，即任何含有 14 g 纯酒精的酒精饮品，相当于一听啤酒、一小盅白酒、一杯葡萄酒或黄酒。

尝试饮酒率：指迄今为止曾饮过酒的人数占调查总人数的比例。

二、吸烟、饮酒情况

1. 尝试吸烟率

本次调查结果显示，苏州市中小学生尝试吸烟率为 4.5%。分学段显示，小学、初中、高中、职高学生尝试吸烟率分别为 2.5%、3.9%、5.4%、7.7%。分地区显示，城市与乡村学生尝试吸烟率均为 4.5%；分性别显示，男生与女生尝试吸烟率分别为 6.5%、2.5%。详见图 5-1 和表 5-1。

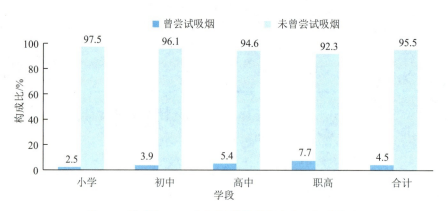

图 5-1　苏州市 2023 年不同学段学生尝试吸烟率情况

表 5-1　苏州市 2023 年不同地区、性别学生尝试吸烟率情况

组别		调查人数/人	曾尝试吸烟/[人（%）]	未曾尝试吸烟/[人（%）]
地区	城市	10 950	495（4.5）	10 455（95.5）
	乡村	7 196	321（4.5）	6 875（95.5）
性别	男	9 134	594（6.5）	8 540（93.5）
	女	9 012	222（2.5）	8 790（97.5）
合计		18 146	816（4.5）	17 330（95.5）

2. 第一次吸烟年龄

本次调查结果显示，中小学生第一次尝试吸烟的平均年龄为 10.17 岁。分学段显示，小学生第一次尝试吸烟的平均年龄为 7.53 岁，初中生第一次尝试吸烟的平均年龄为 9.17 岁，高中生第一次尝试吸烟的平均年龄为 10.47 岁，职高生第一次尝试吸烟的平均年龄为 12.29 岁。分地区显示，城市学生第一次尝试吸烟的平均年龄为 10.26 岁，乡村学生为 10.03 岁；分性别显示，男生第一次尝试吸烟的平均年龄为 10.15 岁，女生为 10.24 岁。

3. 被动吸烟率

本次调查结果显示，苏州市学生被动吸烟率为 57.3%。其中，有 30.4% 的中小学生在家被动吸烟，7.7% 的中小学生在学校被动吸烟，39.0% 的中小学生在其他公共场所被动吸烟。分学段显示，小学生被动吸烟率为 55.3%，初中生被动吸烟率为 60.4%，高中生被动吸烟率为 57.0%，职高生被动吸烟率为 55.9%。分地区显示，城市、乡村学生被动吸烟率分别为 57.7% 和 56.8%；分性别显示，男生、女生的被动吸烟率分别为 56.8% 和 57.9%。详见图 5-2 和表 5-2。

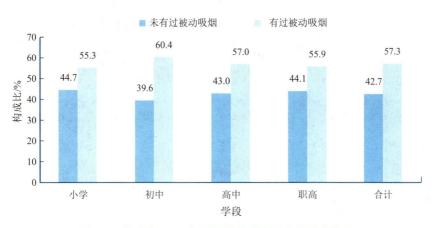

图 5-2 苏州市 2023 年不同学段学生被动吸烟率情况

表 5-2 苏州市 2023 年不同地区、性别学生被动吸烟率情况

组别		调查人数/人	未有过被动吸烟/[人(%)]	有过被动吸烟/[人(%)]
地区	城市	10 950	4 631（42.3）	6 319（57.7）
	乡村	7 196	3 109（43.2）	4 087（56.8）
性别	男	9 134	3 942（43.2）	5 192（56.8）
	女	9 012	3 798（42.1）	5 214（57.9）
合计		18 146	7 740（42.7）	10 406（57.3）

4. 现在吸烟率

本次调查结果显示，吸过烟的中学生里，现在吸烟率为 16.7%。分学段显示，职高生的现在吸烟率最高，为 28.3%，其次为初中生，为 17.2%，高中生最少，为 8.4%。分地区显示，城市、乡村中学生现在吸烟率分别为 15.6% 和 18.6%；分性别显示，男生、女生的现在吸烟率分别为 17.6% 和 14.5%。详见图 5-3 和表 5-3*。

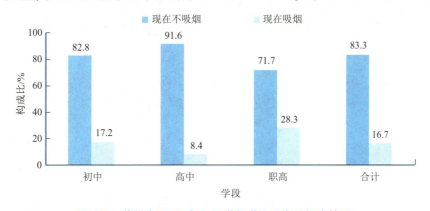

图 5-3 苏州市 2023 年不同学段学生现在吸烟率情况

---

* 图 5-3 和表 5-3 中的数据仅为吸过烟的中学生里现在吸烟率情况。

表 5-3　苏州市 2023 年不同地区、性别学生现在吸烟率情况

组别		调查人数/人	现在不吸烟/[人(%)]	现在吸烟/[人(%)]
地区	城市	423	357（84.4）	66（15.6）
	乡村	264	215（81.4）	49（18.6）
性别	男	501	413（81.4）	88（17.6）
	女	186	159（85.5）	27（14.5）
合计		687	572（83.3）	115（16.7）

5. 现在吸烟频次

本次调查结果显示，最近 30 天内吸过烟的中学生中：现在吸烟频次均数为 14.90 天，其中男生现在吸烟频次均数为 16.32 天，女生现在吸烟频次均数为 10.26 天。城市、乡村中学生现在吸烟频次均数分别为 14.91 天和 14.88 天。分学段显示，初中、高中与职高学生的现在吸烟频次均数分别为 15.66 天、14.37 天及 14.64 天。

6. 现在吸烟严重程度

本次调查结果显示，最近 30 天内吸过烟的中学生中：每天不到 1 支占比 30.3%，每天 1~10 支占比 49.5%，每天 11~20 支占比 7.3%，每天超过 20 支占比 12.8%。分学段显示，初中、高中、职高学生每天吸烟不到 1 支的占比分别为 22.6%、34.8%、32.7%，每天 1~10 支的占比分别为 48.4%、43.5%、52.7%，每天 11~20 支的占比分别为 0、13.0%、9.1%，每天超过 20 支的占比分别为 29.0%、8.7%、5.5%。分地区显示，城市与乡村每天吸烟不到 1 支的占比分别为 29.0%、31.9%，每天 1~10 支的占比分别为 48.4%、51.1%，每天 11~20 支的占比分别为 8.1%、6.4%，每天超过 20 支的占比分别为 14.5%、10.6%。分性别显示，男生与女生每天吸烟不到 1 支的占比分别为 26.5%、42.3%，每天 1~10 支的占比分别为 50.6%、46.2%，每天 11~20 支的占比分别为 9.6%、0，每天超过 20 支的占比分别为 13.3%、11.5%。详见图 5-4 和表 5-4*。

---

* 图 5-4 和表 5-4 中的数据仅为最近 30 天内吸过烟的中学生里现在吸烟严重程度情况。

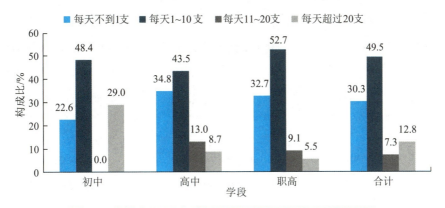

图 5-4 苏州市 2023 年不同学段学生现在吸烟严重程度情况

表 5-4 2023 年苏州市不同地区、性别学生现在吸烟严重程度情况

组别		调查人数/人	每天不到1支/[人(%)]	每天1~10支/[人(%)]	每天11~20支/[人(%)]	每天超过20支/[人(%)]
地区	城市	62	18（29.0）	30（48.4）	5（8.1）	9（14.5）
	乡村	47	15（31.9）	24（51.1）	3（6.4）	5（10.6）
性别	男	83	22（26.5）	42（50.6）	8（9.6）	11（13.3）
	女	26	11（42.3）	12（46.2）	0（0）	3（11.5）
合计		109	33（30.3）	54（49.5）	8（7.3）	14（12.8）

7. 尝试饮酒率

本次调查结果显示，苏州市中小学生尝试饮酒率为 19.3%。分学段显示，小学、初中、高中、职高学生尝试饮酒率分别为 8.6%、16.2%、29.1%、27.0%。分地区显示，城市与乡村学生尝试饮酒率分别为 20.0%、18.2%；分性别显示，男生与女生尝试饮酒率分别为 24.0%、14.5%。详见图 5-5 和表 5-5。

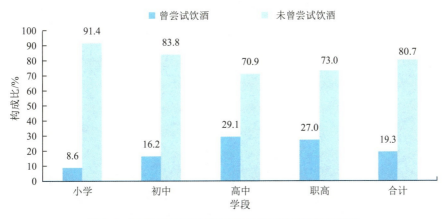

图 5-5 苏州市 2023 年不同学段学生尝试饮酒率情况

表 5-5 苏州市 2023 年不同地区、性别学生尝试饮酒率情况

组别		调查人数/人	曾尝试饮酒/[人(%)]	未曾尝试饮酒/[人(%)]
地区	城市	10 950	2 186 (20.0)	8 764 (80.0)
	乡村	7 196	1 313 (18.2)	5 883 (81.8)
性别	男	9 134	2 195 (24.0)	6 939 (76.0)
	女	9 012	1 304 (14.5)	7 708 (85.5)
合计		18 146	3 499 (19.3)	14 647 (80.7)

8. 第一次饮酒年龄

本次调查结果显示，中小学生第一次尝试饮酒（定量为"一整杯酒"，不包括尝一口）的平均年龄为 11.32 岁。分学段显示，小学生第一次尝试饮酒的平均年龄为 8.41 岁，初中生第一次尝试饮酒的平均年龄为 10 岁，高中生第一次尝试饮酒的平均年龄为 12.21 岁，职高生第一次尝试饮酒的平均年龄为 12.82 岁。分地区显示，城市学生第一次尝试饮酒的平均年龄为 11.33 岁，乡村学生为 11.31 岁；分性别显示，男生第一次尝试饮酒的平均年龄为 11.20 岁，女生为 11.52 岁。

三、小结

本次调查结果显示，苏州市中小学生尝试吸烟率为 4.5%，第一次尝试吸烟的平均年龄为 10.17 岁。苏州市中小学生被动吸烟率为 57.3%，其中，有 30.4% 的中小学生在家被动吸烟，7.7% 的中小学生在学校被动吸烟，39.0% 在其他公共场所被动吸烟。吸过烟的中学生里，现在吸烟率为 16.7%。最近 30 天内中学生现在吸烟频次均数为 14.90 天，每天不到 1 支的占比为 30.3%、每天 1~10 支的占比为 49.5%、每天 11~20 支的占比为 7.3%，每天超过 20 支的占比为 12.8%。

苏州市中小学生尝试饮酒率为 19.3%，第一次尝试饮酒的平均年龄为 11.32 岁。

第六章
网络使用情况

一、相关指标定义

网络成瘾：指平均每天用于非工作、学习目的的上网时间≥4小时且同时出现以下9项不良行为习惯中的4项及以上者——① 经常上网，即使不上网，脑中也一直浮现与网络有关的事情；② 一旦不能上网，就感到不舒服或不愿意干别的事，而上网则缓解；③ 为得到满足感增加上网时间；④ 因为上网而对其他娱乐活动（其他个人爱好、会见朋友等）失去了兴趣；⑤ 多次想停止上网，但总不能控制自己；⑥ 因为上网而不能完成作业或逃学；⑦ 向家长或老师、同学隐瞒自己上网的事实；⑧ 明知负面后果（睡眠不足、上课迟到、与父母争执等）而继续上网；⑨ 为了逃避现实，摆脱自己的困境或郁闷、无助、焦虑的情绪而上网。

网络使用率：指使用手机、平板、电脑等任何设备上网的学生人数占调查总人数的比例。

二、网络使用情况

1. 网络使用率

本次调查结果（仅调查中学生）显示，9.3%的学生从未上过网，网络使用率为90.7%。分学段显示，初中、高中、职高学生的网络使用率分别为86.5%、94.9%、90.5%。分地区显示，城市与农村学生的网络使用率分别为90.6%、90.9%。分性别显示，男生与女生的网络使用率分别为88.5%、92.8%。详见图6-1和表6-1。

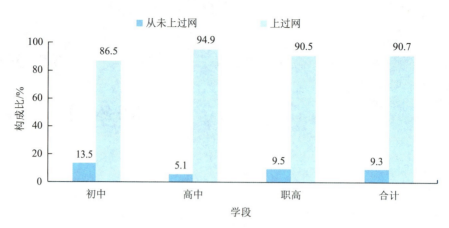

图 6-1 苏州市 2023 年不同学段学生网络使用率

表 6-1 苏州市 2023 年不同地区、性别学生网络使用率

组别		调查人数/人	从未上过网/[人（%）]	上过网/[人（%）]
地区	城市	7 835	740（9.4）	7 095（90.6）
	乡村	5 126	468（9.1）	4 658（90.9）
性别	男	6 513	746（11.5）	5 767（88.5）
	女	6 448	462（7.2）	5 986（92.8）
合计		12 961	1 208（9.3）	11 753（90.7）

2. 上网时长

中学生平均每天上网时长为 1.74 小时。分学段显示，初中、高中、职高学生平均每天上网时长分别为 1.32 小时、1.16 小时、3.81 小时。分地区显示，城市与乡村学生平均每天上网时长均为 1.74 小时；分性别显示，男生与女生平均每天上网时长分别为 1.88 小时、1.61 小时。

3. 网络成瘾

中学生的网络成瘾率为 2.6%。分学段显示，初中、高中、职高学生的网络成瘾率分别为 1.8%、1.9%、5.6%。分地区显示，城市与农村学生的网络成瘾率分别为 2.7%、2.4%；分性别显示，男生与女生的网络成瘾率分别为 2.8%、2.4%。详见图 6-2 和表 6-2。

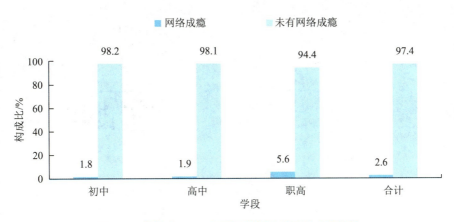

图 6-2　苏州市 2023 年不同学段学生网络成瘾情况

表 6-2　苏州市 2023 年不同地区、性别学生网络成瘾情况

组别		调查人数/人	网络成瘾/[人(%)]	未有网络成瘾/[人(%)]
地区	城市	7 095	193（2.7）	6 902（97.3）
	乡村	4 658	113（2.4）	4 545（97.6）
性别	男	5 767	161（2.8）	5 606（97.2）
	女	5 986	145（2.4）	5 841（97.6）
合计		11 753	306（2.6）	11 447（97.4）

三、小结

苏州市中学生有 9.3% 的学生从未上过网，网络使用率为 90.7%，平均每天上网时长为 1.74 小时，网络成瘾率为 2.6%。

第七章 不良用耳行为

一、相关指标定义

使用耳机：指至少连续使用30分钟耳机的行为。

嘈杂环境：指车站、地铁、商场等需要调高耳机音量的地方。

二、中小学生不良用耳行为

1. 中小学生耳机使用总体情况

中小学生耳机使用率为43.3%。开始使用的平均年龄为11.9岁。分学段显示，小学、初中、高中、职高学生耳机使用率分别为20.4%、37.7%、62.1%、62.3%。分地区显示，乡村、城市学生耳机使用率分别为41.3%、44.6%。分性别显示，男生、女生耳机使用率分别为41.8%、44.8%。详见图7-1和表7-1。

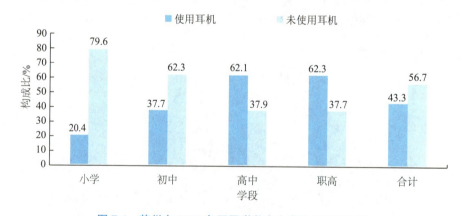

图7-1 苏州市2023年不同学段中小学生耳机使用率

表 7-1　苏州市 2023 年不同地区、性别学生耳机使用率

组别		调查人数/人	使用耳机/[人（%）]	未使用耳机/[人（%）]
地区	乡村	7 199	2 974（41.3）	4 225（58.7）
	城市	10 952	4 884（44.6）	6 068（55.4）
性别	男	9 136	3 816（41.8）	5 320（58.2）
	女	9 015	4 042（44.8）	4 973（55.2）
合计		18 151	7 858（43.3）	10 293（56.7）

2. 过去 7 天平均每天使用耳机时间情况

过去 7 天，59.6% 的学生平均每天使用耳机的时间在 30 分钟以下，4.2% 的学生平均每天使用耳机的时间在 180 分钟及以上。分学段显示，小学、初中、高中、职高学生平均每天使用耳机时间在 30 分钟以下的占比分别为 64.2%、61.5%、68.7%、36.0%，平均每天使用耳机时间在 180 分钟及以上的占比分别为 2.7%、4.3%、3.2%、7.5%。分地区显示，乡村、城市学生平均每天使用耳机的时间在 30 分钟以下的占比分别为 60.1%、59.4%，平均每天使用耳机的时间在 180 分钟及以上的占比分别为 3.7%、4.6%。分性别显示，男生、女生平均每天使用耳机时间在 30 分钟以下的占比分别为 55.3%、63.8%，平均每天使用耳机时间在 180 分钟及以上的占比分别为 5.7%、2.8%。详见图 7-2 和表 7-2。

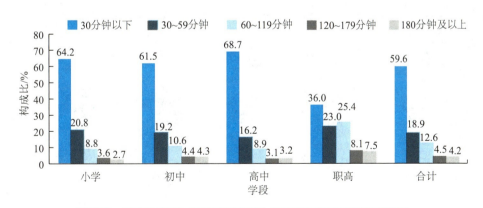

图 7-2　苏州市 2023 年不同学段学生平均每天使用耳机时间情况

表 7-2　苏州市 2023 年不同地区、性别学生平均每天使用耳机时间情况

组别		调查人数/人	30 分钟以下/[人(%)]	30~59 分钟/[人(%)]	60~119 分钟/[人(%)]	120~179 分钟/[人(%)]	180 分钟及以上/[人(%)]
地区	乡村	2 974	1 787（60.1）	562（18.9）	383（12.9）	133（4.5）	109（3.7）
	城市	4 884	2 900（59.4）	926（19.0）	611（12.5）	223（4.6）	224（4.6）
性别	男	3 816	2 110（55.3）	734（19.2）	531（13.9）	223（5.8）	218（5.7）
	女	4 042	2 577（63.8）	754（18.7）	463（11.5）	133（3.3）	115（2.8）
合计		7 858	4 687（59.6）	1 488（18.9）	994（12.6）	356（4.5）	333（4.2）

3. 过去 7 天连续使用耳机超过 60 分钟的次数

过去 7 天，4.5% 的学生连续使用耳机超过 60 分钟的次数达到每天 1 次，49.4% 的学生连续使用耳机从不超过 60 分钟。分学段显示，小学、初中、高中、职高学生连续使用耳机超过 60 分钟的次数达到每天 1 次的占比分别为 2.5%、2.9%、3.3%、10.3%，从不超过 60 分钟的占比分别为 62.0%、51.6%、53.6%、29.6%。分地区显示，乡村、城市学生连续使用耳机超过 60 分钟的次数达到每天 1 次的占比均为 4.5%，从不超过 60 分钟的占比分别为 51.1%、48.3%。分性别显示，男生、女生连续使用耳机超过 60 分钟的次数达到每天 1 次的占比分别为 5.2%、3.9%，从不超过 60 分钟的占比分别为 45.1%、53.4%。详见图 7-3 和表 7-3。

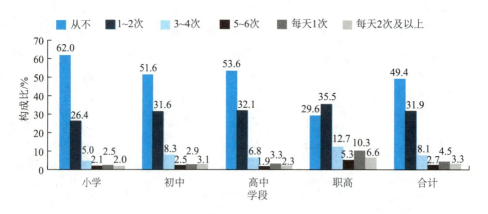

图 7-3　苏州市 2023 年不同学段学生连续使用耳机超过 60 分钟的次数情况

表 7-3　苏州市 2023 年不同地区、性别学生连续使用耳机超过 60 分钟的次数情况

组别		调查人数/人	从不/[人(%)]	1~2次/[人(%)]	3~4次/[人(%)]	5~6次/[人(%)]	每天1次/[人(%)]	每天2次及以上/[人(%)]
地区	乡村	2 974	1 521 (51.1)	908 (30.5)	243 (8.2)	77 (2.6)	133 (4.5)	92 (3.1)
	城市	4 884	2 359 (48.3)	1 599 (32.7)	395 (8.1)	139 (2.8)	221 (4.5)	171 (3.5)
性别	男	3 816	1 720 (45.1)	1 230 (32.2)	368 (9.6)	131 (3.4)	197 (5.2)	170 (4.5)
	女	4 042	2 160 (53.4)	1 277 (31.6)	270 (6.7)	85 (2.1)	157 (3.9)	93 (2.3)
合计		7 858	3 880 (49.4)	2 507 (31.9)	638 (8.1)	216 (2.7)	354 (4.5)	263 (3.3)

4. 过去 7 天在嘈杂环境中使用耳机情况

过去 7 天，2.3%的学生在嘈杂环境中使用耳机的次数为每天 1 次，59.5%的学生从不在嘈杂环境中使用耳机。分学段显示，小学、初中、高中、职高学生在嘈杂环境中使用耳机的次数为每天 1 次的占比分别为 0.2%、1.2%、1.4%、6.8%，从不在嘈杂环境中使用耳机的占比分别为 73.6%、61.3%、64.0%、39.0%。分地区显示，乡村、城市学生在嘈杂环境中使用耳机的次数为每天 1 次的占比分别为 2.4%、2.2%，从不在嘈杂环境中使用耳机的占比分别为 62.9%、57.5%。分性别显示，男生、女生在嘈杂环境中使用耳机的次数为每天 1 次的占比均为 2.3%，从不在嘈杂环境中使用耳机的占比分别为 59.4%、59.6%。详见图 7-4 和表 7-4。

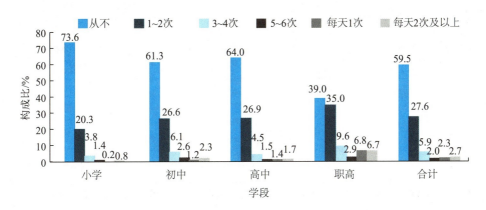

图 7-4　苏州市 2023 年不同学段学生在嘈杂环境中使用耳机情况

表 7-4 苏州市 2023 年不同地区、性别学生在嘈杂环境中使用耳机情况

组别		调查人数/人	从不/[人(%)]	1~2次/[人(%)]	3~4次/[人(%)]	5~6次/[人(%)]	每天1次/[人(%)]	每天2次及以上/[人(%)]
地区	乡村	2 974	1 870 (62.9)	735 (24.7)	165 (5.5)	54 (1.8)	71 (2.4)	79 (2.7)
	城市	4 884	2 806 (57.5)	1 432 (29.3)	295 (6.0)	106 (2.2)	109 (2.2)	136 (2.8)
性别	男	3 816	2 268 (59.4)	984 (25.8)	255 (6.7)	91 (2.4)	89 (2.3)	129 (3.4)
	女	4 042	2 408 (59.6)	1 183 (29.3)	205 (5.1)	69 (1.7)	91 (2.3)	86 (2.1)
合计		7 858	4 676 (59.5)	2 167 (27.6)	460 (5.9)	160 (2.0)	180 (2.3)	215 (2.7)

5. 听力状况

最近1个月，16.3%的学生感觉到自己听声音不如过去清楚。分学段显示，小学、初中、高中、职高学生感觉到自己听声音不如过去清楚的占比分别为15.3%、13.9%、17.6%、17.5%。分地区显示，乡村、城市学生感觉到自己听声音不如过去清楚的占比分别为16.6%、16.2%。分性别显示，男生、女生感觉到自己听声音不如过去清楚的占比分别为16.1%、16.6%。详见图7-5和表7-5。

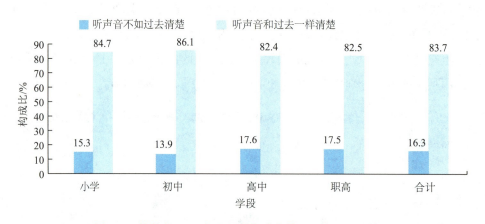

图 7-5 苏州市 2023 年不同学段学生最近 1 个月听力情况

表 7-5 苏州市 2023 年不同地区、性别学生最近 1 个月听力情况

组别		调查人数/人	听声音不如过去清楚/[人(%)]	听声音和过去一样清楚/[人(%)]
地区	乡村	2 974	495 (16.6)	2 479 (83.4)
	城市	4 884	789 (16.2)	4 095 (83.8)
性别	男	3 816	615 (16.1)	3 201 (83.9)
	女	4 042	669 (16.6)	3 373 (83.4)
合计		7 858	1 284 (16.3)	6 574 (83.7)

三、小结

苏州市中小学生耳机使用率为43.3%。开始使用的平均年龄为11.9岁。过去7天，59.6%的学生平均每天使用耳机的时间在30分钟以下，4.2%的学生平均每天使用耳机的时间在180分钟及以上，4.5%的学生连续使用耳机超过60分钟的次数达到每天1次，49.4%的学生连续使用耳机从不超过60分钟，2.3%的学生在嘈杂环境中使用耳机的次数为每天1次，59.5%的学生从不在嘈杂环境中使用耳机。最近1个月，16.3%的学生感觉到自己听声音不如过去清楚。

第八章
日常行为习惯及疾病症状情况

一、中小学生日常行为习惯

1. 中小学生每天刷牙情况

74.1%的中小学生早晚刷牙,1.6%的中小学生偶尔或从不刷牙。分学段显示,小学、初中、高中、职高学生早晚刷牙的占比分别为79.8%、73.8%、71.8%、67.9%,偶尔或从不刷牙的占比分别为1.6%、2.1%、1.3%、1.3%。分地区显示,乡村、城市学生早晚刷牙的占比分别为73.9%、74.2%,偶尔或从不刷牙的占比分别为1.7%、1.6%。分性别显示,男生、女生早晚刷牙的占比分别为68.6%、79.7%,偶尔或从不刷牙的占比分别为2.5%、0.7%。详见图8-1和表8-1。

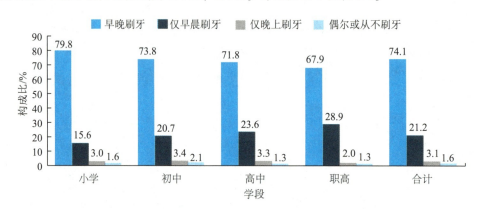

图 8-1 苏州市 2023 年不同学段学生刷牙习惯情况

表 8-1 苏州市 2023 年不同地区、性别学生刷牙习惯情况

组别		调查人数/人	早晚刷牙/[人(%)]	仅早晨刷牙/[人(%)]	仅晚上刷牙/[人(%)]	偶尔或从不刷牙/[人(%)]
地区	乡村	7 199	5 322 (73.9)	1 537 (21.4)	221 (3.1)	119 (1.7)
	城市	10 952	8 131 (74.2)	2 313 (21.1)	334 (3.0)	174 (1.6)

续表

组别		调查人数/人	早晚刷牙/[人(%)]	仅早晨刷牙/[人(%)]	仅晚上刷牙/[人(%)]	偶尔或从不刷牙/[人(%)]
性别	男	9 136	6 264 (68.6)	2 316 (25.4)	327 (3.6)	229 (2.5)
	女	9 015	7 189 (79.7)	1 534 (17.0)	228 (2.5)	64 (0.7)
合计		18 151	13 453 (74.1)	3 850 (21.2)	555 (3.1)	293 (1.6)

2. 中小学生含氟牙膏使用情况

21.3%的中小学生使用含氟牙膏，64.8%的中小学生不知道自己是否使用含氟牙膏。分学段显示，小学、初中、高中、职高学生使用含氟牙膏的占比分别为21.8%、15.9%、27.1%、19.1%，不知道自己是否使用含氟牙膏的占比分别为60.4%、71.1%、60.6%、69.4%。分地区显示，乡村、城市学生使用含氟牙膏的占比分别为21.6%、21.1%，不知道自己是否使用含氟牙膏的占比分别为64.6%、64.9%。分性别显示，男生、女生使用含氟牙膏的占比分别为22.8%、19.8%，不知道自己是否使用含氟牙膏的占比分别为60.6%、68.9%。详见图8-2和表8-2。

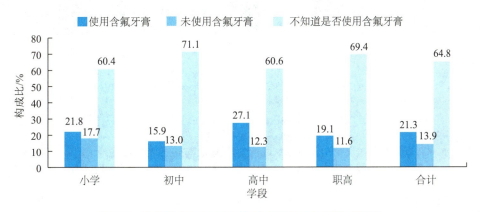

图8-2 苏州市2023年不同学段学生含氟牙膏使用情况

表8-2 苏州市2023年不同地区、性别学生含氟牙膏使用情况

组别		调查人数/人	使用含氟牙膏/[人(%)]	未使用含氟牙膏/[人(%)]	不知道是否使用含氟牙膏/[人(%)]
地区	乡村	7 080	1 527 (21.6)	981 (13.9)	4 572 (64.6)
	城市	10 778	2 278 (21.1)	1 508 (14.0)	6 992 (64.9)
性别	男	8 907	2 029 (22.8)	1 478 (16.6)	5 400 (60.6)
	女	8 951	1 776 (19.8)	1 011 (11.3)	6 164 (68.9)
合计		17 858	3 805 (21.3)	2 489 (13.9)	11 564 (64.8)

3. 中小学生在公共场所吐痰时具体做法情况

54.9%的学生在公共场所吐痰时可以做到吐在纸巾或手帕上，1.2%的学生直接吐在地上。分学段显示，小学、初中、高中、职高学生在公共场所吐痰时，可以做到吐在纸巾或手帕上的占比分别为50.4%、53.6%、59.4%、57.8%，直接吐在地上的占比分别为1.1%、1.3%、1.0%、1.8%。分地区显示，乡村、城市学生在公共场所吐痰时，可以做到吐在纸巾或手帕上的占比分别为55.3%、54.7%，直接吐在地上的占比均为1.2%。分性别显示，男生、女生在公共场所吐痰时，可以做到吐在纸巾或手帕上的占比分别为44.8%、65.2%，直接吐在地上的占比分别为2.1%、0.4%。详见图8-3和表8-3。

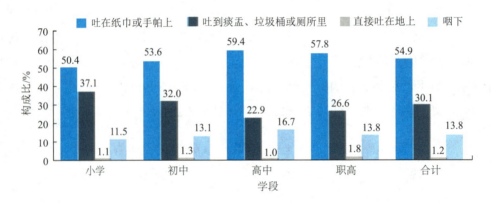

图8-3 苏州市2023年不同学段学生在公共场所吐痰时具体做法情况

表8-3 苏州市2023年不同地区、性别学生在公共场所吐痰时具体做法情况

组别		调查人数/人	吐在纸巾或手帕上/[人(%)]	吐到痰盂、垃圾桶或厕所里/[人(%)]	直接吐在地上/[人(%)]	咽下/[人(%)]
地区	乡村	7 199	3 979（55.3）	2 109（29.3）	87（1.2）	1 024（14.2）
	城市	10 952	5 991（54.7）	3 348（30.6）	135（1.2）	1 478（13.5）
性别	男	9 136	4 089（44.8）	3 321（36.4）	190（2.1）	1 536（16.8）
	女	9 015	5 881（65.2）	2 136（23.7）	32（0.4）	966（10.7）
合计		18 151	9 970（54.9）	5 457（30.1）	222（1.2）	2 502（13.8）

4. 中小学生在公共场所咳嗽、打喷嚏时具体做法情况

58.5%的学生在公共场所咳嗽、打喷嚏时可以做到用纸巾、手帕或衣袖遮挡，2.0%的学生不遮挡。分学段显示，小学、初中、高中、职高学生在公共场所咳嗽、

打喷嚏时，可以做到用纸巾、手帕或衣袖遮挡的占比分别为 66.8%、60.0%、52.9%、50.0%，不遮挡的占比分别为 2.4%、1.8%、1.5%、2.6%。分地区显示，乡村、城市学生在公共场所咳嗽、打喷嚏时，可以做到用纸巾、手帕或衣袖遮挡的占比分别为 60.2%、57.3%，不遮挡的占比均为 2.0%。分性别显示，男生、女生在公共场所咳嗽、打喷嚏时，可以做到用纸巾、手帕或衣袖遮挡的占比分别为 53.6%、63.4%，不遮挡的占比分别为 3.3%、0.7%。详见图 8-4 和表 8-4。

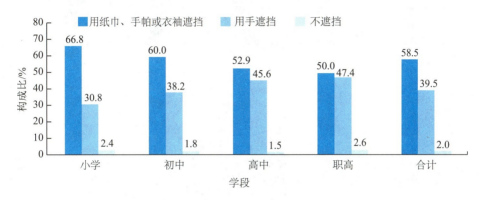

图 8-4　苏州市 2023 年不同学段学生在公共场所咳嗽、打喷嚏时具体做法情况

表 8-4　苏州市 2023 年不同地区、性别学生在公共场所咳嗽、打喷嚏时具体做法情况

组别		调查人数/人	用纸巾、手帕或衣袖遮挡/[人(%)]	用手遮挡/[人(%)]	不遮挡/[人(%)]
地区	乡村	7 199	4 334（60.2）	2 718（37.8）	147（2.0）
	城市	10 952	6 277（57.3）	4 458（40.7）	217（2.0）
性别	男	9 136	4 896（53.6）	3 935（43.1）	305（3.3）
	女	9 015	5 715（63.4）	3 241（36.0）	59（0.7）
合计		18 151	10 611（58.5）	7 176（39.5）	364（2.0）

5. 中小学生饭前便后洗手情况

63.5%的学生在饭前便后每次都洗手，0.6%的学生从来不洗手。分学段显示，小学、初中、高中、职高学生在饭前便后每次都洗手的占比分别为 64.4%、63.2%、64.1%、60.9%，从来不洗手的占比分别为 0.7%、0.7%、0.5%、0.5%。分地区显示，乡村、城市学生在饭前便后每次都洗手的占比分别为 66.5%、61.5%，从来不洗手的占比分别为 0.5%、0.7%。分性别显示，男生、女生在饭前便后每次都洗手的占比分别为 62.8%、64.1%，从来不洗手的占比分别为 1.0%、0.3%。详见图 8-5 和

表 8-5。

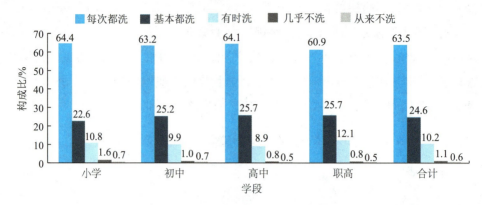

图 8-5　苏州市 2023 年不同学段学生在饭前便后洗手情况

表 8-5　苏州市 2023 年不同地区、性别学生在饭前便后洗手情况

组别		调查人数/人	每次都洗/[人(%)]	基本都洗/[人(%)]	有时洗/[人(%)]	几乎不洗/[人(%)]	从来不洗/[人(%)]
地区	乡村	7 199	4 786 (66.5)	1 678 (23.3)	625 (8.7)	76 (1.1)	34 (0.5)
	城市	10 952	6 733 (61.5)	2 794 (25.5)	1 225 (11.2)	120 (1.1)	80 (0.7)
性别	男	9 136	5 736 (62.8)	2 236 (24.5)	949 (10.4)	128 (1.4)	87 (1.0)
	女	9 015	5 783 (64.1)	2 236 (24.8)	901 (10.0)	68 (0.8)	27 (0.3)
合计		18 151	11 519 (63.5)	4 472 (24.6)	1 850 (10.2)	196 (1.1)	114 (0.6)

6. 中小学生外出回家（宿舍）后洗手情况

56.9%的学生在外出回家（宿舍）后每次都洗手，1.3%的学生从来不洗手。分学段显示，小学、初中、高中、职高学生在外出回家（宿舍）后每次都洗手的占比分别为 64.2%、57.4%、50.8%、53.6%，从来不洗手的占比分别为 1.3%、1.4%、1.2%、1.1%。分地区显示，乡村、城市学生在外出回家（宿舍）后每次都洗手的占比分别为 59.0%、55.5%，从来不洗手的占比分别为 1.1%、1.4%。分性别显示，男生、女生在外出回家（宿舍）后每次都洗手的占比分别为 56.9%、56.8%，从来不洗手的占比分别为 1.7%、0.8%。详见图 8-6 和表 8-6。

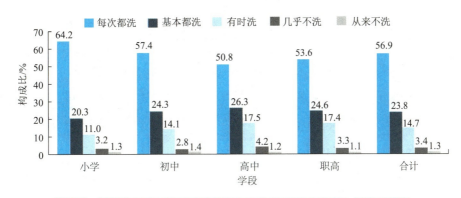

图 8-6　苏州市 2023 年不同学段学生在外出回家（宿舍）后洗手情况

表 8-6　苏州市 2023 年不同地区、性别学生在外出回家（宿舍）后洗手情况

组别		调查人数/人	每次都洗/[人(%)]	基本都洗/[人(%)]	有时洗/[人(%)]	几乎不洗/[人(%)]	从来不洗/[人(%)]
地区	乡村	7 199	4 247 (59.0)	1 710 (23.8)	964 (13.4)	202 (2.8)	76 (1.1)
	城市	10 952	6 076 (55.5)	2 608 (23.8)	1 701 (15.5)	413 (3.8)	154 (1.4)
性别	男	9 136	5 200 (56.9)	2 094 (22.9)	1 336 (14.6)	348 (3.8)	158 (1.7)
	女	9 015	5 123 (56.8)	2 224 (24.7)	1 329 (14.7)	267 (3.0)	72 (0.8)
合计		18 151	10 323 (56.9)	4 318 (23.8)	2 665 (14.7)	615 (3.4)	230 (1.3)

7. 中小学生触摸动物后洗手情况

72.4%的学生在触摸动物后每次都洗手，1.2%的学生从来不洗手。分学段显示，小学、初中、高中、职高学生在触摸动物后每次都洗手的占比分别为 79.2%、71.1%、69.8%、67.0%，从来不洗手的占比分别为 1.0%、1.4%、1.2%、0.8%。分地区显示，乡村、城市学生在触摸动物后每次都洗手的占比分别为 75.7%、70.3%，从来不洗手的占比分别为 1.0%、1.3%。分性别显示，男生、女生在触摸动物后每次都洗手的占比分别为 70.7%、74.2%，从来不洗手的占比分别为 1.5%、0.8%。详见图 8-7 和表 8-7。

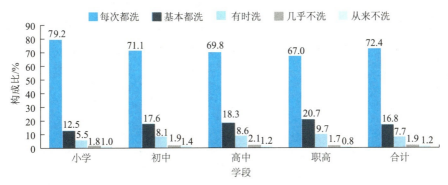

图 8-7　苏州市 2023 年不同学段学生触摸动物后洗手情况

表 8-7 苏州市 2023 年不同地区、性别学生触摸动物后洗手情况

组别		调查人数/人	每次都洗/[人(%)]	基本都洗/[人(%)]	有时洗/[人(%)]	几乎不洗/[人(%)]	从来不洗/[人(%)]
地区	乡村	7 199	5 451 (75.7)	1 101 (15.3)	458 (6.4)	116 (1.6)	73 (1.0)
	城市	10 952	7 698 (70.3)	1 949 (17.8)	941 (8.6)	227 (2.1)	137 (1.3)
性别	男	9 136	6 459 (70.7)	1 582 (17.3)	741 (8.1)	214 (2.3)	140 (1.5)
	女	9 015	6 690 (74.2)	1 468 (16.3)	658 (7.3)	129 (1.4)	70 (0.8)
合计		18 151	13 149 (72.4)	3 050 (16.8)	1 399 (7.7)	343 (1.9)	210 (1.2)

二、中小学生疾病症状情况

1. 过去 2 周中小学生身体出现疾病症状情况

过去 2 周，35.1% 的中小学生身体出现疾病症状，其中发热有 24.5%，咳嗽有 68.5%，咽痛有 30.6%，拉肚子有 42.4%，呕吐有 8.9%，皮疹有 8.0%，结膜红肿有 4.6%。分学段显示，小学、初中、高中、职高学生发热的占比分别为 24.2%、26.9%、24.3%、20.4%，咳嗽的占比分别为 75.3%、71.6%、63.8%、60.7%，咽痛的占比分别为 18.1%、32.5%、37.9%、32.6%，拉肚子的占比分别为 32.8%、35.9%、52.6%、48.5%，呕吐的占比分别为 10.0%、9.0%、8.0%、8.9%，皮疹的占比分别为 6.2%、7.6%、9.2%、8.8%，结膜红肿的占比分别为 4.8%、3.8%、5.0%、4.5%。分地区显示，乡村、城市学生身体发热的占比分别为 23.3%、25.2%，咳嗽的占比分别为 66.1%、69.9%，咽痛的占比分别为 29.9%、31.1%，拉肚子的占比分别为 43.8%、41.6%，呕吐的占比分别为 9.0%、8.9%，皮疹的占比分别为 7.8%、8.1%，结膜红肿的占比分别为 4.8%、4.5%。分性别显示，男生、女生发热的占比分别为 25.7%、23.4%，咳嗽的占比分别为 68.6%、68.4%，咽痛的占比分别为 27.3%、33.6%，拉肚子的占比分别为 41.8%、43.0%，呕吐的占比分别为 8.7%、9.0%，皮疹的占比分别为 7.0%、8.9%，结膜红肿的占比分别为 5.1%、4.1%。详见图 8-8 和表 8-8。

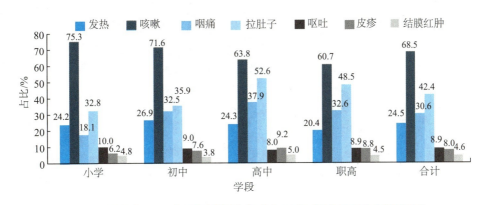

图 8-8　苏州市 2023 年不同学段学生过去 2 周身体出现疾病症状情况*

表 8-8　苏州市 2023 年不同地区、性别学生过去 2 周身体出现疾病症状情况

组别		调查人数/人	发热/[人(%)]	咳嗽/[人(%)]	咽痛/[人(%)]	拉肚子/[人(%)]	呕吐/[人(%)]	皮疹/[人(%)]	结膜红肿/[人(%)]
地区	乡村	4 388	554 (23.3)	1 572 (66.1)	710 (29.9)	1 041 (43.8)	213 (9.0)	185 (7.8)	113 (4.8)
	城市	7 547	1 004 (25.2)	2 787 (69.9)	1 240 (31.1)	1 661 (41.6)	354 (8.9)	322 (8.1)	179 (4.5)
性别	男	5 539	772 (25.7)	2 062 (68.6)	822 (27.3)	1 257 (41.8)	263 (8.7)	209 (7.0)	154 (5.1)
	女	6 396	786 (23.4)	2 297 (68.4)	1 128 (33.6)	1 445 (43.0)	304 (9.0)	298 (8.9)	138 (4.1)
合计		11 935	1 558 (24.5)	4 359 (68.5)	1 950 (30.6)	2 702 (42.4)	567 (8.9)	507 (8.0)	292 (4.6)

2. 中小学生身体出现疾病症状后是否坚持上课情况

59.4%的学生身体出现疾病症状后每次都会坚持上课，6.3%的学生身体出现疾病症状后不会坚持上课。分学段显示，小学、初中、高中、职高学生身体出现疾病症状后，每次都会坚持上课的占比分别为 53.1%、60.0%、63.3%、60.1%，不会坚持上课的占比分别为 11.7%、6.9%、2.6%、4.4%。分地区显示，乡村、城市学生身体出现疾病症状后，每次都会坚持上课的占比分别为 58.8%、59.7%，不会坚持上课的学生占比均为 6.3%。分性别显示，男生、女生身体出现疾病症状后，每次都会坚持上课的占比分别为 58.4%、60.2%，不会坚持上课的占比分别为 7.1%、5.7%。详见图 8-9 和表 8-9。

---

* "过去 2 周中小学生身体出现疾病症状情况""中小学生眼睛的主要问题""视力治疗和矫正情况""过去 1 个月内身体部位持续酸痛情况"等所对应的调查问卷问题为多选，因此所有选项占比加和超过 1，特此说明。

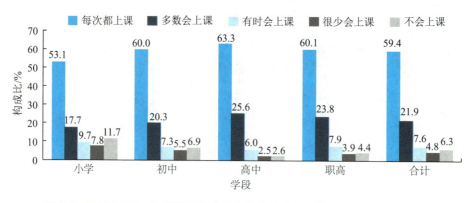

图 8-9 苏州市 2023 年不同学段学生身体出现疾病症状后是否坚持上课情况

表 8-9 苏州市 2023 年不同地区、性别学生身体出现疾病症状后是否坚持上课情况

组别		调查人数/人	每次都上课/[人(%)]	多数会上课/[人(%)]	有时会上课/[人(%)]	很少会上课/[人(%)]	不会上课/[人(%)]
地区	乡村	2 378	1 398 (58.8)	532 (22.4)	180 (7.6)	118 (5.0)	150 (6.3)
	城市	3 988	2 381 (59.7)	863 (21.6)	301 (7.5)	190 (4.8)	253 (6.3)
性别	男	3 006	1 755 (58.4)	639 (21.3)	239 (8.0)	161 (5.4)	212 (7.1)
	女	3 360	2 024 (60.2)	756 (22.5)	242 (7.2)	147 (4.4)	191 (5.7)
合计		6 366	3 779 (59.4)	1 395 (21.9)	481 (7.6)	308 (4.8)	403 (6.3)

三、小结

在接受日常行为习惯调查的中小学生中，74.1%的学生早晚刷牙，1.6%的学生偶尔或从不刷牙，21.3%的学生使用含氟牙膏，64.8%的学生不知道自己是否使用含氟牙膏。54.9%的学生在公共场所吐痰时可以做到吐在纸巾或手帕上，1.2%的学生直接吐在地上。58.5%的学生在公共场所咳嗽、打喷嚏时可以做到用纸巾、手帕或衣袖遮挡，2.0%的学生不遮挡。63.5%的学生在饭前便后每次都洗手，0.6%的学生从来不洗手。56.9%的学生在外出回家（宿舍）后每次都洗手，1.3%的学生从来不洗手。72.4%的学生在触摸动物后每次都洗手，1.2%的学生从来不洗手。

35.1%的学生身体出现疾病症状，其中发热有24.5%，咳嗽有68.5%，咽痛有30.6%，拉肚子有42.4%，呕吐有8.9%，皮疹有8.0%，结膜红肿有4.6%。59.4%的学生身体出现疾病症状后每次都会坚持上课，6.3%的学生身体出现疾病症状后不会坚持上课。

第九章
青春期健康教育

一、青春期健康教育

1. 接受青春期知识教育情况

中学生曾在学校接受有关青春期知识教育率为 76.7%，其中男生为 72.8%，女生为 80.7%。分学段显示，初中、高中、职高学生接受过青春期知识教育率分别为 76.6%、75.7%、79.1%。分地区显示，城市和乡村地区学生接受有关青春期知识教育率分别为 76.3% 和 77.4%。详见图 9-1 和表 9-1。

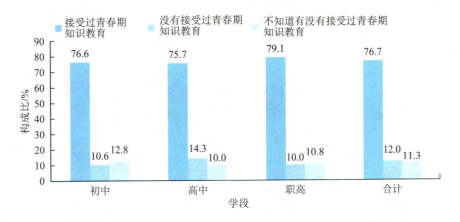

图 9-1 苏州市 2023 年不同学段学生接受青春期知识教育情况

表 9-1 苏州市 2023 年不同地区、性别学生接受青春期知识教育情况

组别		调查人数/人	接受过青春期知识教育/[人(%)]	没有接受过青春期知识教育/[人(%)]	不知道有没有接受过青春期知识教育/[人(%)]
地区	城市	7 835	5 979（76.3）	973（12.4）	883（11.3）
	乡村	5 131	3 971（77.4）	579（11.3）	581（11.3）

续表

组别		调查人数/人	接受过青春期知识教育/[人(%)]	没有接受过青春期知识教育/[人(%)]	不知道有没有接受过青春期知识教育/[人(%)]
性别	男	6 516	4 744（72.8）	963（14.8）	809（12.4）
	女	6 450	5 206（80.7）	589（9.1）	655（10.2）
合计		12 966	9 950（76.7）	1 552（12.0）	1 464（11.3）

2. 接受艾滋病预防教育情况

中学生曾在学校接受有关艾滋病预防教育率为67.5%，其中男生为66.8%，女生为68.3%。分学段显示，初中、高中、职高学生接受过艾滋病预防教育率分别为61.4%、70.2%、74.5%。分地区显示，城市地区学生接受过有关艾滋病预防教育率为64.7%，乡村地区为71.9%。详见图9-2和表9-2。

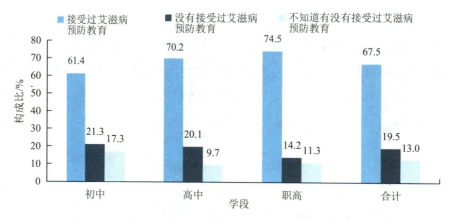

图9-2 苏州市2023年不同学段学生接受艾滋病预防教育情况

表9-2 苏州市2023年不同地区、性别学生接受艾滋病预防教育情况

组别		调查人数/人	接受过艾滋病预防教育/[人(%)]	没有接受过艾滋病预防教育/[人(%)]	不知道有没有接受过艾滋病预防教育/[人(%)]
地区	城市	7 835	5 068（64.7）	1 671（21.3）	1 096（14.0）
	乡村	5 131	3 689（71.9）	851（16.6）	591（11.5）
性别	男	6 516	4 352（66.8）	1 315（20.2）	849（13.0）
	女	6 450	4 405（68.3）	1 207（18.7）	838（13.0）
合计		12 966	8 757（67.5）	2 522（19.5）	1 687（13.0）

二、小结

中学生曾在学校接受有关青春期知识教育率为76.7%，接受艾滋病预防教育率为67.5%。

第十章 近视相关行为

一、校内用眼环境

1. 班级座位定时调换情况

10.7%的中小学生从不调换座位，每周调换座位的学生占比为33.6%。分学段显示，小学、初中、高中、职高从不调换座位的学生占比分别为7.3%、15.8%、4.4%、20.2%，每周调换座位的学生占比分别为58.5%、30.0%、21.8%、14.5%。分地区显示，乡村、城市从不调换座位的学生占比分别为12.6%、9.5%，每周调换座位的学生占比分别为31.6%、34.9%。分性别显示，男生、女生从不调换座位的占比分别为12.1%、9.3%，每周调换座位的占比分别为33.3%、33.9%。详见图10-1和表10-1。

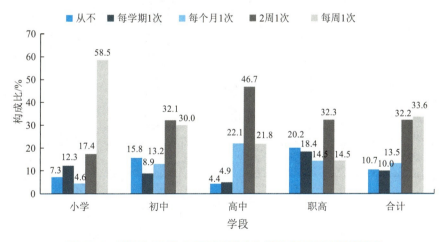

图10-1 苏州市2023年不同学段学生班级座位定时调换情况

表10-1　苏州市2023年不同地区、性别学生班级座位定时调换情况

组别		调查人数/人	从不/[人(%)]	每学期1次/[人(%)]	每个月1次/[人(%)]	2周1次/[人(%)]	每周1次/[人(%)]
地区	乡村	7 199	906（12.6）	841（11.7）	1 116（15.5）	2 063（28.7）	2 273（31.6）
	城市	10 952	1 039（9.5）	983（9.0）	1 332（12.2）	3 778（34.5）	3 820（34.9）
性别	男	9 136	1 108（12.1）	846（9.3）	1 264（13.8）	2 878（31.5）	3 040（33.3）
	女	9 015	837（9.3）	978（10.8）	1 184（13.1）	2 963（32.9）	3 053（33.9）
合计		18 151	1 945（10.7）	1 824（10.0）	2 448（13.5）	5 841（32.2）	6 093（33.6）

2. 课桌椅高度调整情况

从不调整课桌椅或课桌椅不可调的学生占比为53.6%，每学期调整1次的学生占比为18.7%。分学段显示，小学、初中、高中、职高从不调整课桌椅或课桌椅不可调的学生占比分别为38.9%、49.8%、63.8%、69.9%，每学期调整1次的学生占比分别为25.8%、20.1%、13.8%、11.3%。分地区显示，乡村、城市从不调整课桌椅或课桌椅不可调的学生占比分别为53.3%、53.8%，每学期调整1次的学生占比分别为18.7%、18.6%。分性别显示，男生、女生从不调整课桌椅或课桌椅不可调的占比分别为53.0%、54.1%，每学期调整1次的占比分别为18.1%、19.3%。详见图10-2和表10-2。

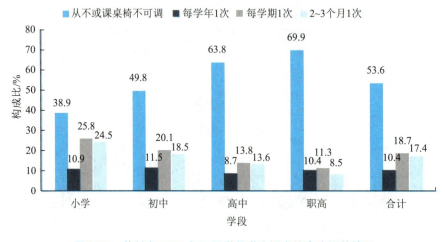

图10-2　苏州市2023年不同学段学生课桌椅高度调整情况

表 10-2 苏州市 2023 年不同地区、性别学生课桌椅高度调整情况

组别		调查人数/人	从不或课桌椅不可调/[人(%)]	每学年1次/[人(%)]	每学期1次/[人(%)]	2~3个月1次/[人(%)]
地区	乡村	7 199	3 835（53.3）	774（10.8）	1 347（18.7）	1 243（17.3）
	城市	10 952	5 890（53.8）	1 107（10.1）	2 040（18.6）	1 915（17.5）
性别	男	9 136	4 844（53.0）	914（10.0）	1 651（18.1）	1 727（18.9）
	女	9 015	4 881（54.1）	967（10.7）	1 736（19.3）	1 431（15.9）
合计		18 151	9 725（53.6）	1 881（10.4）	3 387（18.7）	3 158（17.4）

3. 校内做眼保健操情况

62.0%的中小学生在校内每天做2次眼保健操。分学段显示，小学、初中、高中、职高学生在校内每天做2次眼保健操的占比分别为84.4%、74.8%、41.9%、32.0%。分地区显示，乡村、城市学生在校内每天做2次眼保健操的占比分别为66.6%、58.9%。分性别显示，男生、女生在校内每天做2次眼保健操的占比分别为61.4%、62.5%。详见图10-3和表10-3。

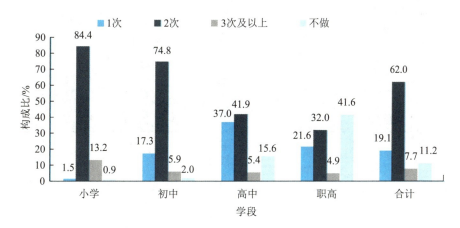

图 10-3 苏州市 2023 年不同学段学生校内做眼保健操情况

表 10-3 苏州市 2023 年不同地区、性别学生校内做眼保健操情况

组别		调查人数/人	1次/[人(%)]	2次/[人(%)]	3次及以上/[人(%)]	不做/[人(%)]
地区	乡村	7 199	1 087（15.1）	4 797（66.6）	637（8.8）	678（9.4）
	城市	10 952	2 381（21.7）	6 453（58.9）	759（6.9）	1 359（12.4）

续表

组别		调查人数/人	1次/[人（%）]	2次/[人（%）]	3次及以上/[人（%）]	不做/[人（%）]
性别	男	9 136	1 715（18.8）	5 612（61.4）	752（8.2）	1 057（11.6）
	女	9 015	1 753（19.4）	5 638（62.5）	644（7.1）	980（10.9）
合计		18 151	3 468（19.1）	11 250（62.0）	1 396（7.7）	2 037（11.2）

4. 课间休息时活动情况

13.1%的中小学生课间休息时在户外活动。分学段显示，小学、初中、高中、职高学生课间休息时在户外活动的占比分别为11.9%、13.8%、9.6%、21.4%。分地区显示，乡村、城市学生课间休息时在户外活动的占比分别为13.8%、12.7%。分性别显示，男生、女生课间休息时在户外活动的占比分别为16.2%、10.0%。详见图10-4和表10-4。

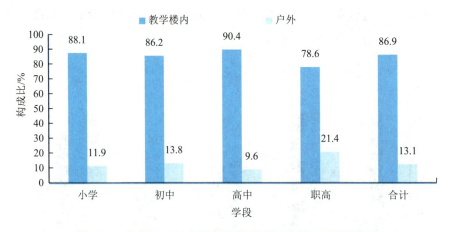

图10-4　苏州市2023年不同学段学生课间休息时活动情况

表10-4　苏州市2023年不同地区、性别学生课间休息时活动情况

组别		调查人数/人	教学楼内/[人（%）]	户外/[人（%）]
地区	乡村	7 199	6 208（86.2）	991（13.8）
	城市	10 952	9 562（87.3）	1 390（12.7）
性别	男	9 136	7 654（83.8）	1 482（16.2）
	女	9 015	8 116（90.0）	899（10.0）
合计		18 151	15 770（86.9）	2 381（13.1）

二、校外用眼环境

1. 放学后做作业/读写用时情况

过去 1 周里，平均每天放学后做作业/读写 1~2 小时的中小学生占比为 32.0%，≥3 小时的中小学生占比为 22.9%。分学段显示，小学、初中、高中、职高学生平均每天放学后做作业/读写 1~2 小时的占比分别为 39.7%、38.3%、13.9%、41.2%，≥3 小时的占比分别为 8.9%、17.0%、49.2%、9.4%。分地区显示，乡村、城市学生平均每天放学后做作业/读写 1~2 小时的占比分别为 32.7%、31.6%，≥3 小时的占比分别为 21.1%、24.2%。分性别显示，男生、女生平均每天放学后做作业/读写 1~2 小时的占比分别为 31.9%、32.2%，≥3 小时的占比分别为 23.4%、22.4%。详见图 10-5 和表 10-5。

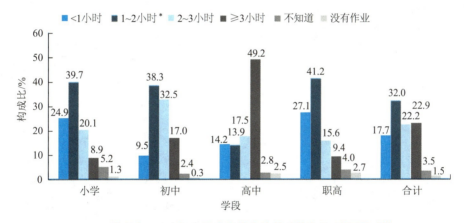

图 10-5　苏州市 2023 年不同学段学生放学后做作业/读写用时情况

表 10-5　苏州市 2023 年不同地区、性别放学后做作业/读写用时情况

组别		调查人数/人	<1 小时/[人(%)]	1~2 小时/[人(%)]	2~3 小时/[人(%)]	≥3 小时/[人(%)]	不知道/[人(%)]	没有作业/[人(%)]
地区	乡村	7 199	1 540 (21.4)	2 354 (32.7)	1 392 (19.3)	1 519 (21.1)	268 (3.7)	126 (1.8)
	城市	10 952	1 677 (15.3)	3 462 (31.6)	2 637 (24.1)	2 645 (24.2)	376 (3.4)	155 (1.4)
性别	男	9 136	1 590 (17.4)	2 916 (31.9)	1 961 (21.5)	2 141 (23.4)	347 (3.8)	181 (2.0)
	女	9 015	1 627 (18.0)	2 900 (32.2)	2 068 (22.9)	2 023 (22.4)	297 (3.3)	100 (1.1)
合计		18 151	3 217 (17.7)	5 816 (32.0)	4 029 (22.2)	4 164 (22.9)	644 (3.5)	281 (1.5)

---

* 在本章的图和表中，"a~b 小时" 表示包含 a 小时但不包含 b 小时。

2. 因学习而减少运动时间的情况

70.3%的中小学生没有因学习而减少运动时间。分学段显示，小学、初中、高中、职高学生没有因学习而减少运动时间的占比分别为69.5%、69.1%、72.7%、69.3%。分地区显示，乡村、城市学生没有因学习而减少运动时间的占比分别为72.8%、68.6%。分性别显示，男生、女生没有因学习而减少运动时间的占比分别为68.8%、71.7%。详见图10-6和表10-6。

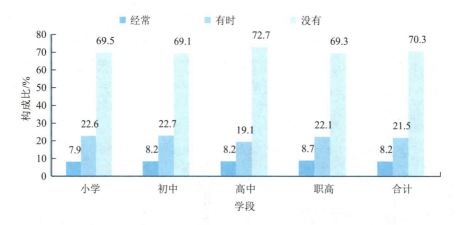

图10-6 苏州市2023年不同学段学生因学习而减少运动时间情况

表10-6 苏州市2023年不同地区、性别学生因学习而减少运动时间情况

组别		调查人数/人	经常/[人(%)]	有时/[人(%)]	没有/[人(%)]
地区	乡村	7 199	519（7.2）	1 436（20.0）	5 244（72.8）
	城市	10 952	966（8.8）	2 473（22.6）	7 513（68.6）
性别	男	9 136	841（9.3）	2 005（21.9）	6 290（68.8）
	女	9 015	644（7.1）	1 904（21.2）	6 467（71.7）
合计		18 151	1 485（8.2）	3 909（21.5）	12 757（70.3）

3. 限制使用电子产品时长情况

49.4%的中小学生家长会限制其看电视、玩电脑或电子游戏时间，平均每天不超过60分钟。分学段显示，小学、初中、高中、职高学生家长限制其使用电子产品平均每天不超过60分钟的占比分别为66.8%、58.9%、39.0%、16.1%。分地区显示，乡村、城市学生家长限制其使用电子产品平均每天不超过60分钟的占比分别为

48.8%、49.8%。分性别显示，男生、女生家长限制其使用电子产品平均每天不超过60分钟的占比分别为45.5、53.4%。详见图10-7和表10-7。

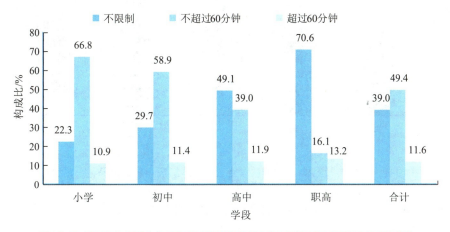

图10-7 苏州市2023年不同学段学生家长限制其使用电子产品时长情况

表10-7 苏州市2023年不同地区、性别学生家长限制其使用电子产品时长情况

组别		调查人数/人	不限制/ [人(%)]	不超过60分钟/ [人(%)]	超过60分钟/ [人(%)]
地区	乡村	7 199	2 850（39.6）	3 513（48.8）	836（11.6）
	城市	10 952	4 223（38.6）	5 452（49.8）	1 277（11.7）
性别	男	9 136	3 735（40.9）	4 155（45.5）	1 246（13.6）
	女	9 015	3 338（37.0）	4 810（53.4）	867（9.6）
合计		18 151	7 073（39.0）	8 965（49.4）	2 113（11.6）

三、读写姿势

1. 读写时胸口离桌子边沿超过一拳的情况

27.2%的中小学生读写时胸口离桌子边沿总是超过一拳。分学段显示，小学、初中、高中、职高学生读写时胸口离桌子边沿总是超过一拳的占比分别为36.2%、29.1%、20.5%、19.2%。分地区显示，乡村、城市学生读写时胸口离桌子边沿总是超过一拳的占比分别为28.6%、26.3%。分性别显示，男生、女生读写时胸口离桌子边沿总是超过一拳的占比分别为29.7%、24.8%。详见图10-8和表10-8。

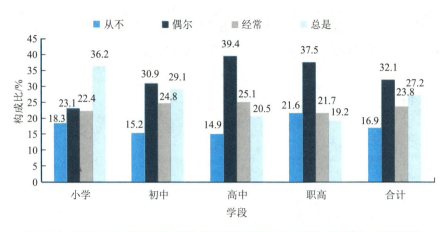

图 10-8　苏州市 2023 年不同学段学生读写时胸口离桌子边沿超过一拳的情况

表 10-8　苏州市 2023 年不同地区、性别学生读写时胸口离桌子边沿超过一拳的情况

组别		调查人数/人	从不/[人(%)]	偶尔/[人(%)]	经常/[人(%)]	总是/[人(%)]
地区	乡村	7 199	1 185（16.5）	2 220（30.8）	1 732（24.1）	2 062（28.6）
	城市	10 952	1 886（17.2）	3 604（32.9）	2 581（23.6）	2 881（26.3）
性别	男	9 136	1 749（19.1）	2 604（28.5）	2 073（22.7）	2 710（29.7）
	女	9 015	1 322（14.7）	3 220（35.7）	2 240（24.8）	2 233（24.8）
合计		18 151	3 071（16.9）	5 824（32.1）	4 313（23.8）	4 943（27.2）

2. 读写时眼睛距离书本超过 1 尺的情况

26.6% 的中小学生读写时眼睛距离书本总是超过 1 尺（1 尺 ≈ 0.33 米）。分学段显示，小学、初中、高中、职高学生读写时眼睛距离书本总是超过 1 尺的占比分别为 35.6%、28.8%、19.3%、18.7%。分地区显示，乡村、城市学生读写时眼睛距离书本总是超过 1 尺的占比分别为 27.8%、25.8%。分性别显示，男生、女生读写时眼睛距离书本总是超过 1 尺的占比分别为 29.1%、24.0%。详见图 10-9 和表 10-9。

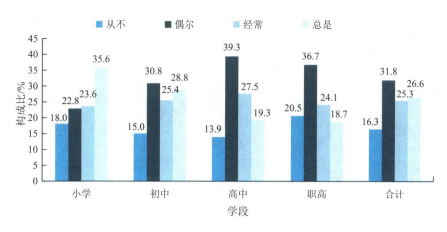

图 10-9　苏州市 2023 年不同学段学生读写时眼睛距离书本超过 1 尺的情况

表 10-9　苏州市 2023 年不同地区、性别学生读写时眼睛距离书本超过 1 尺的情况

组别		调查人数/人	从不/[人(%)]	偶尔/[人(%)]	经常/[人(%)]	总是/[人(%)]
地区	乡村	7 199	1 129（15.7）	2 222（30.9）	1 848（25.7）	2 000（27.8）
	城市	10 952	1 828（16.7）	3 556（32.5）	2 744（25.1）	2 824（25.8）
性别	男	9 136	1 703（18.6）	2 601（28.5）	2 170（23.8）	2 662（29.1）
	女	9 015	1 254（13.9）	3 177（35.2）	2 422（26.9）	2 162（24.0）
合计		18 151	2 957（16.3）	5 778（31.8）	4 592（25.3）	4 824（26.6）

3. 读写时手指距离笔尖 1 寸左右的情况

31.3%的中小学生读写时手指总是距离笔尖 1 寸（1 寸≈0.03 米）左右。分学段显示，小学、初中、高中、职高学生读写时手指总是距离笔尖 1 寸左右的占比分别为 41.1%、32.5%、25.5%、21.3%。分地区显示，乡村、城市学生读写时手指总是距离笔尖 1 寸左右的占比分别为 32.3%、30.7%。分性别显示，男生、女生读写时手指总是距离笔尖 1 寸左右的占比分别为 32.5%、30.2%。详见图 10-10 和表 10-10。

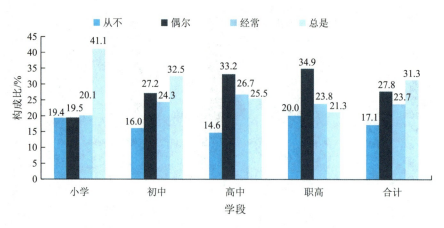

图 10-10　苏州市 2023 年不同学段学生读写时手指距离笔尖 1 寸左右的情况

表 10-10　苏州市 2023 年不同地区、性别学生读写时手指距离笔尖 1 寸左右的情况

组别		调查人数/人	从不/[人(%)]	偶尔/[人(%)]	经常/[人(%)]	总是/[人(%)]
地区	乡村	7 199	1 209（16.8）	1 951（27.1）	1 716（23.8）	2 323（32.3）
	城市	10 952	1 901（17.4）	3 093（28.2）	2 591（23.7）	3 367（30.7）
性别	男	9 136	1 788（19.6）	2 355（25.8）	2 026（22.2）	2 967（32.5）
	女	9 015	1 322（14.7）	2 689（29.8）	2 281（25.3）	2 723（30.2）
合计		18 151	3 110（17.1）	5 044（27.8）	4 307（23.7）	5 690（31.3）

4. 老师提醒学生注意读写姿势的情况

42.3%的中小学生经常或总是被老师提醒注意读写姿势。分学段显示，小学、初中、高中、职高学生经常或总是被老师提醒注意读写姿势的占比分别为 45.6%、48.6%、35.5%、36.5%。分地区显示，乡村、城市学生经常或总是被老师提醒注意读写姿势的占比分别为 44.4%、40.9%。分性别显示，男生、女生经常或总是被老师提醒注意读写姿势的占比分别为 43.8%、40.8%。详见图 10-11 和表 10-11。

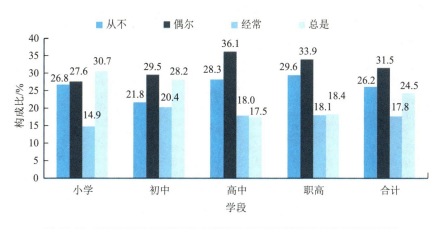

图 10-11　苏州市 2023 年不同学段学生被老师提醒注意读写姿势情况

表 10-11　苏州市 2023 年不同地区、性别学生被老师提醒注意读写姿势情况

组别		调查人数/人	从不/[人(%)]	偶尔/[人(%)]	经常/[人(%)]	总是/[人(%)]
地区	乡村	7 199	1 741（24.2）	2 261（31.4）	1 309（18.2）	1 888（26.2）
	城市	10 952	3 018（27.6）	3 458（31.6）	1 926（17.6）	2 550（23.3）
性别	男	9 136	2 464（27.0）	2 671（29.2）	1 552（17.0）	2 449（26.8）
	女	9 015	2 295（25.5）	3 048（33.8）	1 683（18.7）	1 989（22.1）
合计		18 151	4 759（26.2）	5 719（31.5）	3 235（17.8）	4 438（24.5）

5. 父母提醒学生注意读写姿势的情况

58.1%的中小学生经常或总是被父母提醒注意读写姿势。分学段显示，小学、初中、高中、职高学生经常或总是被父母提醒注意读写姿势的占比分别为 60.4%、64.4%、55.0%、46.6%。分地区显示，乡村、城市学生经常或总是被父母提醒注意读写姿势的占比分别为 58.7%、57.7%。分性别显示，男生、女生经常或总是被父母提醒注意读写姿势的占比分别为 56.6%、59.6%。详见图 10-12 和表 10-12。

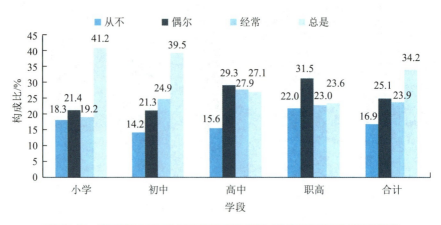

图 10-12　苏州市 2023 年不同学段学生被父母提醒注意读写姿势情况

表 10-12　苏州市 2023 年不同地区、性别学生被父母提醒注意读写姿势情况

组别		调查人数/人	从不/ [人(%)]	偶尔/ [人(%)]	经常/ [人(%)]	总是/ [人(%)]
地区	乡村	7 199	1 172（16.3）	1 803（25.0）	1 689（23.5）	2 535（35.2）
	城市	10 952	1 889（17.2）	2 749（25.1）	2 646（24.2）	3 668（33.5）
性别	男	9 136	1 789（19.6）	2 178（23.8）	2 002（21.9）	3 167（34.7）
	女	9 015	1 272（14.1）	2 374（26.3）	2 333（25.9）	3 036（33.7）
合计		18 151	3 061（16.9）	4 552（25.1）	4 335（23.9）	6 203（34.2）

四、电子屏幕使用情况

1. 过去 1 周平均每天看电视时长情况

过去 1 周，33.0%的中小学生未看过电视，平均每天看电视不到 1 小时的学生占比为 37.7%。分学段显示，小学、初中、高中、职高学生过去 1 周未看过电视的占比分别为 20.0%、31.1%、47.5%、33.1%，平均每天看电视不到 1 小时的占比分别为 43.3%、39.0%、35.6%、27.6%。分地区显示，乡村、城市学生过去 1 周未看过电视的占比分别为 31.4%、34.0%，平均每天看电视不到 1 小时的占比分别为 38.2%、37.3%。分性别显示，男生、女生过去 1 周未看过电视的占比分别为 32.2%、33.7%，平均每天看电视不到 1 小时的占比分别为 35.3%、40.0%。详见图 10-13 和表 10-13。

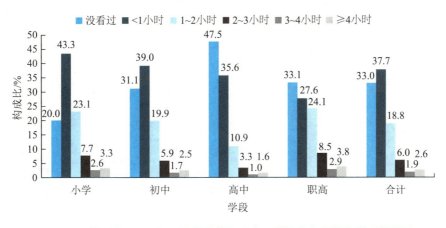

图 10-13　苏州市 2023 年不同学段学生过去 1 周平均每天看电视时长情况

表 10-13　苏州市 2023 年不同地区、性别学生过去 1 周平均每天看电视时长情况

组别		调查人数/人	没看过/[人(%)]	<1 小时/[人(%)]	1~2 小时/[人(%)]	2~3 小时/[人(%)]	3~4 小时/[人(%)]	≥4 小时/[人(%)]
地区	乡村	7 199	2 263 (31.4)	2 752 (38.2)	1 410 (19.6)	467 (6.5)	133 (1.8)	174 (2.4)
	城市	10 952	3 721 (34.0)	4 084 (37.3)	2 000 (18.3)	628 (5.7)	214 (2.0)	305 (2.8)
性别	男	9 136	2 946 (32.2)	3 228 (35.3)	1 787 (19.6)	616 (6.7)	226 (2.5)	333 (3.6)
	女	9 015	3 038 (33.7)	3 608 (40.0)	1 623 (18.0)	479 (5.3)	121 (1.3)	146 (1.6)
合计		18 151	5 984 (33.0)	6 836 (37.7)	3 410 (18.8)	1 095 (6.0)	347 (1.9)	479 (2.6)

2. 过去 1 周每天使用电脑时长情况

过去 1 周，45.5%的中小学生没用过电脑，每天使用电脑不到 1 小时的学生占比为 35.2%。分学段显示，小学、初中、高中、职高学生过去 1 周没用过电脑的占比分别为 48.3%、48.8%、45.1%、33.6%，每天使用电脑不到 1 小时的占比分别为 35.3%、34.3%、38.1%、30.7%。分地区显示，乡村、城市学生过去 1 周没用过电脑的占比分别为 46.8%、44.6%，每天使用电脑不到 1 小时的占比分别为 34.8%、35.4%。分性别显示，男生、女生过去 1 周没用过电脑的占比分别为 44.1%、46.8%，每天使用电脑不到 1 小时的占比分别为 32.4%、37.9%。详见图 10-14 和表 10-14。

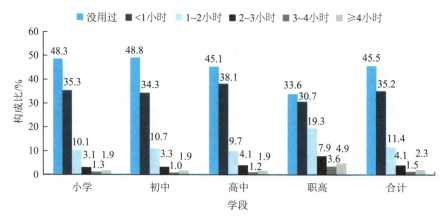

图 10-14 苏州市 2023 年不同学段学生过去 1 周每天使用电脑时长情况

表 10-14 苏州市 2023 年不同地区、性别学生过去 1 周每天使用电脑时长情况

组别		调查人数/人	没用过/[人(%)]	<1 小时/[人(%)]	1~2 小时/[人(%)]	2~3 小时/[人(%)]	3~4 小时/[人(%)]	≥4 小时/[人(%)]
地区	乡村	7 199	3 368 (46.8)	2 504 (34.8)	827 (11.5)	272 (3.8)	83 (1.2)	145 (2.0)
	城市	10 952	4 884 (44.6)	3 877 (35.4)	1 250 (11.4)	479 (4.4)	190 (1.7)	272 (2.5)
性别	男	9 136	4 030 (44.1)	2 960 (32.4)	1 174 (12.9)	471 (5.2)	196 (2.1)	305 (3.3)
	女	9 015	4 222 (46.8)	3 421 (37.9)	903 (10.0)	280 (3.1)	77 (0.9)	112 (1.2)
合计		18 151	8 252 (45.5)	6 381 (35.2)	2 077 (11.4)	751 (4.1)	273 (1.5)	417 (2.3)

3. 过去 1 周平均每天使用移动电子设备时长情况

过去 1 周，31.6%的中小学生没用过移动电子设备，平均每天使用移动电子设备不到 1 小时的学生占比为 27.3%。分学段显示，小学、初中、高中、职高学生过去 1 周没用过移动电子设备的占比分别为 38.5%、30.3%、30.8%、22.1%，平均每天使用移动电子设备不到 1 小时的占比分别为 27.9%、32.8%、33.1%、3.3%。分地区显示，乡村、城市学生过去 1 周没用过移动电子设备的占比分别为 32.9%、30.8%，平均每天使用移动电子设备不到 1 小时的占比分别为 25.6%、28.5%。分性别显示，男生、女生过去 1 周没用过移动电子设备的占比分别为 33.1%、30.1%，平均每天使用移动电子设备不到 1 小时的占比分别为 24.8%、29.9%。详见图 10-15 和表 10-15。

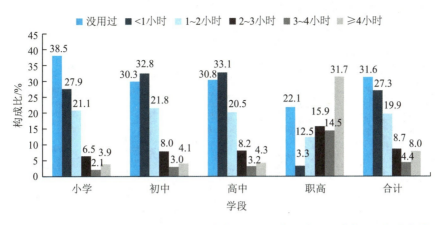

图10-15 苏州市2023年不同学段学生过去1周平均每天使用移动电子设备时长情况

表10-15 苏州市2023年不同地区、性别学生过去1周平均每天使用移动电子设备时长情况

组别		调查人数/人	没用过/[人(%)]	<1小时/[人(%)]	1~2小时/[人(%)]	2~3小时/[人(%)]	3~4小时/[人(%)]	≥4小时/[人(%)]
地区	乡村	7 199	2 369（32.9）	1 841（25.6）	1 465（20.4）	643（8.9）	324（4.5）	557（7.7）
	城市	10 952	3 370（30.8）	3 120（28.5）	2 146（19.6）	938（8.6）	482（4.4）	896（8.2）
性别	男	9 136	3 023（33.1）	2 265（24.8）	1 788（19.6）	872（9.5）	404（4.4）	784（8.6）
	女	9 015	2 716（30.1）	2 696（29.9）	1 823（20.2）	709（7.9）	402（4.5）	669（7.4）
合计		18 151	5 739（31.6）	4 961（27.3）	3 611（19.9）	1 581（8.7）	806（4.4）	1 453（8.0）

4. 过去1周，平均每天视屏时长情况

过去1周，37.1%的中小学生没看电子屏幕，平均每天视屏时间小于1小时的学生占比为23.9%。分学段显示，小学、初中、高中、职高学生过去1周没看电子屏幕的占比分别为42.6%、36.4%、36.0%、29.7%，平均每天视屏时间小于1小时的占比分别为24.9%、28.9%、28.2%、3.1%。分地区显示，乡村、城市学生过去1周没看电子屏幕的占比分别为38.0%、36.5%，平均每天视屏时间小于1小时的占比分别为22.9%、24.6%。分性别显示，男生、女生过去1周没看电子屏幕的占比分别为38.2%、36.0%，平均每天视屏时间小于1小时的占比分别为21.7%、26.2%。详见图10-16和表10-16。

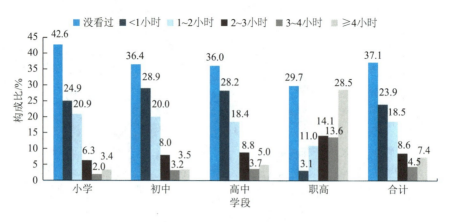

图 10-16　苏州市 2023 年不同学段学生过去 1 周平均每天视屏时长情况

表 10-16　苏州市 2023 年不同地区、性别学生过去 1 周平均每天视屏时长情况

组别		调查人数/人	没看过/[人（%）]	<1 小时/[人（%）]	1~2 小时/[人（%）]	2~3 小时/[人（%）]	3~4 小时/[人（%）]	≥4 小时/[人（%）]
地区	乡村	7 199	2 733（38.0）	1 652（22.9）	1 374（19.1）	590（8.2）	335（4.7）	515（7.2）
	城市	10 952	4 001（36.5）	2 689（24.6）	1 988（18.2）	969（8.8）	475（4.3）	830（7.6）
性别	男	9 136	3 491（38.2）	1 983（21.7）	1 680（18.4）	843（9.2）	414（4.5）	725（7.9）
	女	9 015	3 243（36.0）	2 358（26.2）	1 682（18.7）	716（7.9）	396（4.4）	620（6.9）
合计		18 151	6 734（37.1）	4 341（23.9）	3 362（18.5）	1 559（8.6）	810（4.5）	1 345（7.4）

5. 过去 1 周，平均每天非学习目的视屏时长情况

过去 1 周，平均每天非学习目的视屏时间小于 1 小时的学生占比为 30.0%。分学段显示，小学、初中、高中、职高学生过去 1 周平均每天非学习目的视屏时间小于 1 小时的占比分别为 29.3%、35.3%、35.5%、9.3%。分地区显示，乡村、城市学生过去 1 周平均每天非学习目的视屏时间小于 1 小时的占比分别为 28.8%、30.8%。分性别显示，男生、女生过去 1 周平均每天非学习目的视屏时间小于 1 小时的占比分别为 27.8%、32.2%。详见图 10-17 和表 10-17。

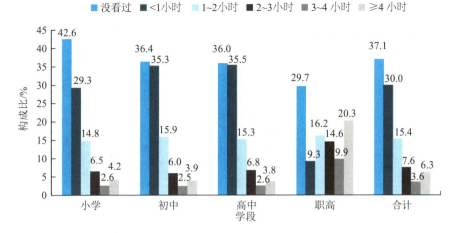

图 10-17 苏州市 2023 年不同学段学生过去 1 周平均每天非学习目的视屏时长情况

表 10-17 苏州市 2023 年不同地区、性别学生过去 1 周平均每天非学习目的视屏时长情况

组别		调查人数/人	没看过/[人(%)]	<1 小时/[人(%)]	1~2 小时/[人(%)]	2~3 小时/[人(%)]	3~4 小时/[人(%)]	≥4 小时/[人(%)]
地区	乡村	7 199	2 733 (38.0)	2 068 (28.8)	1 141 (15.8)	541 (7.5)	281 (3.9)	435 (6.0)
	城市	10 952	4 001 (36.5)	3 372 (30.8)	1 662 (15.2)	838 (7.7)	373 (3.4)	706 (6.4)
性别	男	9 136	3 491 (38.2)	2 540 (27.8)	1 444 (15.8)	722 (7.9)	328 (3.6)	611 (6.7)
	女	9 015	3 243 (36.0)	2 900 (32.2)	1 359 (15.1)	657 (7.3)	326 (3.6)	530 (5.8)
合计		18 151	6 734 (37.1)	5 440 (30.0)	2 803 (15.4)	1 379 (7.6)	654 (3.6)	1 141 (6.3)

五、近距离用眼习惯情况

1. 在阳光直射下看书或电子屏幕的情况

95.2%的中小学生从不或偶尔在阳光直射下看书或电子屏幕。分学段显示，小学、初中、高中、职高学生从不或偶尔在阳光直射下看书或电子屏幕的占比分别为 95.1%、95.7%、95.2%、94.3%。分地区显示，乡村、城市学生从不或偶尔在阳光直射下看书或电子屏幕的占比分别为 95.6%、95.0%。分性别显示，男生和女生从不或偶尔在阳光直射下看书或电子屏幕的占比分别为 94.2%、96.3%。详见图 10-18 和表 10-18。

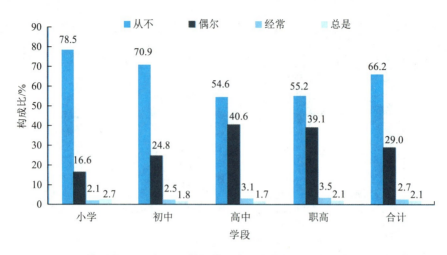

图 10-18　苏州市 2023 年不同学段学生在阳光直射下看书或电子屏幕的情况

表 10-18　苏州市 2023 年不同地区、性别学生在阳光直射下看书或电子屏幕的情况

组别		调查人数/人	从不/[人(%)]	偶尔/[人(%)]	经常/[人(%)]	总是/[人(%)]
地区	乡村	7 199	4 903（68.1）	1 980（27.5）	172（2.4）	144（2.0）
	城市	10 952	7 104（64.9）	3 295（30.1）	322（2.9）	231（2.1）
性别	男	9 136	6 088（66.6）	2 514（27.6）	284（3.1）	250（2.7）
	女	9 015	5 919（65.7）	2 761（30.6）	210（2.3）	125（1.4）
合计		18 151	12 007（66.2）	5 275（29.0）	494（2.7）	375（2.1）

2. 天黑后看电子屏幕时关灯的情况

88.0%的中小学生天黑后看电子屏幕时从不或偶尔关灯。分学段显示，小学、初中、高中、职高学生天黑后看电子屏幕时从不或偶尔关灯的占比分别为 94.7%、91.4%、81.0%、81.9%。分地区显示，乡村、城市学生天黑后看电子屏幕时从不或偶尔关灯的占比分别为 88.2%、87.9%。分性别显示，男生和女生天黑后看电子屏幕时从不或偶尔关灯的占比分别为 88.7%、87.3%。详见图 10-19 和表 10-19。

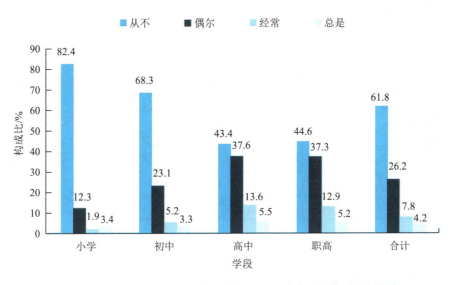

图 10-19　苏州市 2023 年不同学段学生天黑后看电子屏幕时关灯的情况

表 10-19　苏州市 2023 年不同地区、性别学生天黑后看电子屏幕时关灯的情况

组别		调查人数/人	从不/[人(%)]	偶尔/[人(%)]	经常/[人(%)]	总是/[人(%)]
地区	乡村	7 199	4 546 (63.1)	1 809 (25.1)	523 (7.3)	321 (4.5)
	城市	10 952	6 665 (60.9)	2 952 (27.0)	886 (8.1)	449 (4.0)
性别	男	9 136	5 911 (64.7)	2 192 (24.0)	630 (6.9)	403 (4.4)
	女	9 015	5 300 (58.8)	2 569 (28.5)	779 (8.6)	367 (4.1)
合计		18 151	11 211 (61.8)	4 761 (26.2)	1 409 (7.8)	770 (4.2)

3. 躺着或趴着看书或电子屏幕的情况

81.8%的中小学生从不或偶尔躺着或趴着看书或电子屏幕。分学段显示，小学、初中、高中、职高学生从不或偶尔躺着或趴着看书或电子屏幕的占比分别为 90.2%、84.1%、73.6%、76.8%。分地区显示，乡村、城市学生从不或偶尔躺着或趴着看书或电子屏幕的占比分别为 83.2%、80.8%。分性别显示，男生和女生从不或偶尔躺着或趴着看书或电子屏幕的占比分别为 82.8%、80.7%。详见图 10-20 和表 10-20。

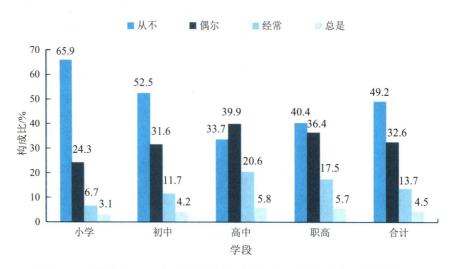

图 10-20　苏州市 2023 年不同学段学生躺着或趴着看书或电子屏幕的情况

表 10-20　苏州市 2023 年不同地区、性别学生躺着或趴着看书或电子屏幕的情况

组别		调查人数/人	从不/[人(%)]	偶尔/[人(%)]	经常/[人(%)]	总是/[人(%)]
地区	乡村	7 199	3 743（52.0）	2 243（31.2）	908（12.6）	305（4.2）
	城市	10 952	5 187（47.4）	3 668（33.4）	1 576（14.4）	521（4.8）
性别	男	9 136	4 810（52.6）	2 752（30.2）	1 134（12.4）	440（4.8）
	女	9 015	4 120（45.7）	3 159（35.0）	1 350（15.0）	386（4.3）
合计		18 151	8 930（49.2）	5 911（32.6）	2 484（13.7）	826（4.5）

4. 走路或乘车时看书或电子屏幕的情况

89.5%的中小学生从不或偶尔走路或乘车时看书或电子屏幕。分学段显示，小学、初中、高中、职高学生从不或偶尔走路或乘车时看书或电子屏幕的占比分别为96.3%、92.7%、82.5%、83.3%。分地区显示，乡村、城市学生从不或偶尔走路或乘车时看书或电子屏幕的占比分别为91.5%、88.1%。分性别显示，男生和女生从不或偶尔走路或乘车时看书或电子屏幕的占比分别为89.8%、89.1%。详见图10-21和表10-21。

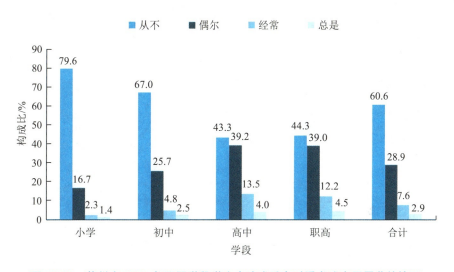

图 10-21　苏州市 2023 年不同学段学生走路或乘车时看书或电子屏幕的情况

表 10-21　苏州市 2023 年不同地区、性别学生走路或乘车时看书或电子屏幕的情况

组别		调查人数/人	从不/[人(%)]	偶尔/[人(%)]	经常/[人(%)]	总是/[人(%)]
地区	乡村	7 199	4 614（64.1）	1 973（27.4）	430（6.0）	182（2.5）
	城市	10 952	6 374（58.2）	3 280（29.9）	953（8.7）	345（3.2）
性别	男	9 136	5 761（63.0）	2 449（26.8）	637（7.0）	289（3.2）
	女	9 015	5 227（58.0）	2 804（31.1）	746（8.3）	238（2.6）
合计		18 151	10 988（60.6）	5 253（28.9）	1 383（7.6）	527（2.9）

5. 天黑后在家读书写字时使用灯光的情况

68.9%的中小学生天黑后在家读书写字时同时使用台灯和屋顶灯，仅使用屋顶灯的学生占比为 21.2%。分学段显示，小学、初中、高中、职高学生天黑后在家读书写字时同时使用台灯和屋顶灯的占比分别为 70.1%、71.2%、69.1%、61.8%，仅使用屋顶灯的占比分别为 18.2%、20.7%、21.4%、27.8%。分地区显示，乡村、城市学生天黑后在家读书写字时同时使用台灯和屋顶灯的占比分别为 67.6%、69.8%，仅使用屋顶灯的占比分别为 22.1%、20.6%。分性别显示，男生和女生天黑后在家读书写字时同时使用台灯和屋顶灯的占比分别为 66.3%、71.5%，仅使用屋顶灯的占比分别为 22.9%、19.5%。详见图 10-22 和表 10-22。

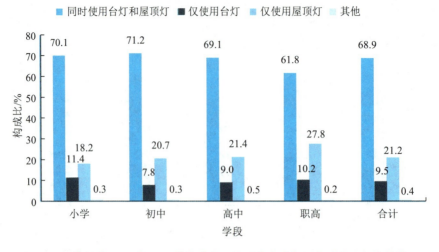

图 10-22　苏州市 2023 年不同学段学生天黑后在家读书写字时使用灯光的情况

表 10-22　苏州市 2023 年不同地区、性别学生天黑后在家读书写字时使用灯光的情况

组别		调查人数/人	同时使用台灯和屋顶灯/[人（%）]	仅使用台灯/[人（%）]	仅使用屋顶灯/[人（%）]	其他/[人（%）]
地区	乡村	7 199	4 867（67.6）	722（10.0）	1 587（22.1）	23（0.3）
	城市	10 952	7 641（69.8）	1 004（9.2）	2 263（20.6）	44（0.4）
性别	男	9 136	6 060（66.3）	933（10.2）	2 091（22.9）	52（0.6）
	女	9 015	6 448（71.5）	793（8.8）	1 759（19.5）	15（0.2）
合计		18 151	12 508（68.9）	1 726（9.5）	3 850（21.2）	67（0.4）

6. 使用电脑时眼睛距离电脑屏幕的情况

使用电脑的中小学生中，54.9%的学生眼睛距离电脑屏幕经常或总是超过66厘米。分学段显示，小学、初中、高中、职高学生使用电脑时眼睛距离电脑屏幕经常或总是超过66厘米的占比分别为55.2%、56.9%、57.6%、45.0%。分地区显示，乡村、城市学生使用电脑时眼睛距离电脑屏幕经常或总是超过66厘米的占比分别为56.5%、53.8%。分性别显示，男生和女生使用电脑时眼睛距离电脑屏幕经常或总是超过66厘米的占比分别为55.2%、54.6%。详见图10-23和表10-23。

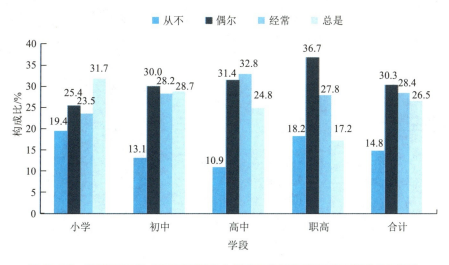

图 10-23　苏州市 2023 年不同学段学生使用电脑时眼睛距离电脑屏幕的情况

表 10-23　苏州市 2023 年不同地区、性别学生使用电脑时眼睛距离电脑屏幕的情况

组别		调查人数/人	从不/[人(%)]	偶尔/[人(%)]	经常/[人(%)]	总是/[人(%)]
地区	乡村	5 560	820（14.7）	1 599（28.8）	1 605（28.9）	1 536（27.6）
	城市	8 591	1 282（14.9）	2 687（31.3）	2 410（28.1）	2 212（25.7）
性别	男	7 183	1 228（17.1）	1 992（27.7）	1 984（27.6）	1 979（27.6）
	女	6 968	874（12.5）	2 294（32.9）	2 031（29.2）	1 769（25.4）
合计		14 151	2 102（14.8）	4 286（30.3）	4 015（28.4）	3 748（26.5）

7. 看电视时眼睛距离电视屏幕的情况

68.2%的中小学生看电视时眼睛距离电视屏幕经常或总是超过 3 米。分学段显示，小学、初中、高中、职高学生看电视时眼睛距离电视屏幕经常或总是超过 3 米的占比分别为 70.2%、70.8%、69.4%、56.3%。分地区显示，乡村、城市学生看电视时眼睛距离电视屏幕经常或总是超过 3 米的学生占比分别为 69.3%、67.4%。分性别显示，男生和女生看电视时眼睛距离电视屏幕经常或总是超过 3 米的占比分别为 67.6%、68.8%。详见图 10-24 和表 10-24。

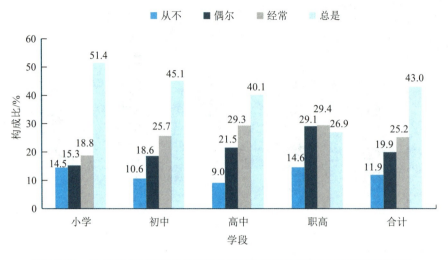

图 10-24 苏州市 2023 年不同学段学生看电视时眼睛距离电视屏幕的情况

表 10-24 苏州市 2023 年不同地区、性别学生看电视时眼睛距离电视屏幕的情况

组别		调查人数/人	从不/[人(%)]	偶尔/[人(%)]	经常/[人(%)]	总是/[人(%)]
地区	乡村	6 266	719（11.5）	1 204（19.2）	1 607（25.6）	2 736（43.7）
	城市	9 314	1 128（12.1）	1 902（20.3）	2 323（24.9）	3 961（42.5）
性别	男	7 857	1 073（13.7）	1 469（18.7）	1 839（23.4）	3 476（44.2）
	女	7 723	774（10.0）	1 637（21.2）	2 091（27.1）	3 221（41.7）
合计		15 580	1 847（11.9）	3 106（19.9）	3 930（25.2）	6 697（43.0）

8. 近距离用眼时眼睛休息时长的情况

37.4%的中小学生近距离用眼时能做到每隔 30 分钟之内休息 1 次眼睛，每隔 2 小时及以上休息 1 次眼睛的学生占比为 16.4%。分学段显示，小学、初中、高中、职高学生近距离用眼时能做到每隔 30 分钟之内休息 1 次眼睛的占比分别为 51.8%、37.2%、21.6%、41.2%，每隔 2 小时及以上休息 1 次眼睛的占比分别为 8.6%、14.8%、26.0%、16.0%。分地区显示，乡村、城市学生近距离用眼时能做到每隔 30 分钟之内休息 1 次眼睛的占比分别为 39.5%、36.0%，每隔 2 小时及以上休息 1 次眼睛的占比分别为 15.6%、17.0%。分性别显示，男生和女生近距离用眼时能做到每隔 30 分钟之内休息 1 次眼睛的占比均为 37.4%，每隔 2 小时及以上休息 1 次眼睛的占比分别为 17.3%、15.5%。详见图 10-25 和表 10-25。

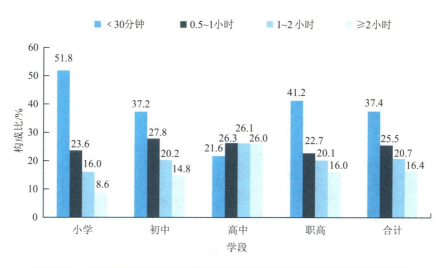

图 10-25　苏州市 2023 年不同学段学生近距离用眼时眼睛休息时长的情况

表 10-25　苏州市 2023 年不同地区、性别学生近距离用眼时眼睛休息时长的情况

组别		调查人数/人	<30 分钟/[人(%)]	0.5~1 小时/[人(%)]	1~2 小时/[人(%)]	≥2 小时/[人(%)]
地区	乡村	7 199	2 844（39.5）	1 805（25.1）	1 429（19.8）	1 121（15.6）
	城市	10 952	3 947（36.0）	2 811（25.7）	2 332（21.3）	1 862（17.0）
性别	男	9 136	3 417（37.4）	2 257（24.7）	1 878（20.6）	1 584（17.3）
	女	9 015	3 374（37.4）	2 359（26.2）	1 883（20.9）	1 399（15.5）
合计		18 151	6 791（37.4）	4 616（25.5）	3 761（20.7）	2 983（16.4）

六、近视检查及矫治情况

1. 父母近视情况

有 38.9% 的中小学生其父母都不近视，父母都近视的学生占比为 23.1%。分学段显示，小学、初中、高中、职高学生其父母都不近视的占比分别为 32.9%、38.8%、40.1%、48.6%，父母都近视的占比分别为 26.5%、22.3%、23.9%、16.1%。分地区显示，乡村、城市学生父母都不近视的占比分别为 41.4%、37.2%，父母都近视的占比分别为 21.6%、24.1%。分性别显示，男生和女生父母都不近视的占比分别为 40.6%、37.1%，父母都近视的占比分别为 22.0%、24.2%。详见图 10-26 和表 10-26。

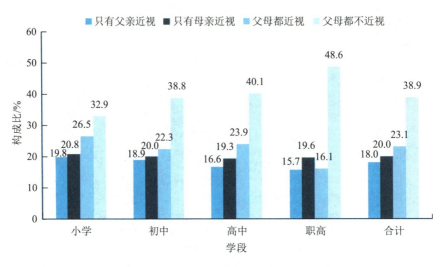

图 10-26　苏州市 2023 年不同学段学生父母近视情况

表 10-26　苏州市 2023 年不同地区、性别学生父母近视情况

组别		调查人数/人	只有父亲近视/[人(%)]	只有母亲近视/[人(%)]	父母都近视/[人(%)]	父母都不近视/[人(%)]
地区	乡村	7 199	1 249（17.3）	1 415（19.7）	1 555（21.6）	2 980（41.4）
	城市	10 952	2 027（18.5）	2 216（20.2）	2 635（24.1）	4 074（37.2）
性别	男	9 136	1 660（18.2）	1 757（19.2）	2 010（22.0）	3 709（40.6）
	女	9 015	1 616（17.9）	1 874（20.8）	2 180（24.2）	3 345（37.1）
合计		18 151	3 276（18.0）	3 631（20.0）	4 190（23.1）	7 054（38.9）

2. 视力检查情况

有 63.6% 的中小学生过去 1 年内至少做过 2 次视力检查。分学段显示，小学、初中、高中、职高学生过去 1 年内至少做过 2 次视力检查的占比分别为 70.5%、66.7%、58.5%、53.8%。分地区显示，乡村、城市学生过去 1 年内至少做过 2 次视力检查的占比分别为 66.9%、61.5%。分性别显示，男生和女生过去 1 年内至少做过 2 次视力检查的占比分别为 62.5%、64.7%。详见图 10-27 和表 10-27。

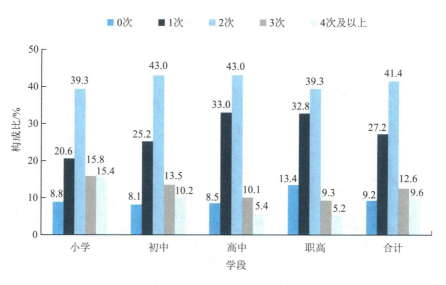

图 10-27 苏州市 2023 年不同学段学生视力检查情况

表 10-27 苏州市 2023 年不同地区、性别学生视力检查情况

组别		调查人数/人	0次/[人(%)]	1次/[人(%)]	2次/[人(%)]	3次/[人(%)]	4次及以上/[人(%)]
地区	乡村	7 199	613 (8.5)	1 769 (24.6)	3 129 (43.5)	951 (13.2)	737 (10.2)
	城市	10 952	1 052 (9.6)	3 169 (28.9)	4 392 (40.1)	1 334 (12.2)	1 005 (9.2)
性别	男	9 136	996 (10.9)	2 433 (26.6)	3 780 (41.4)	1 091 (11.9)	836 (9.2)
	女	9 015	669 (7.4)	2 505 (27.8)	3 741 (41.5)	1 194 (13.2)	906 (10.0)
合计		18 151	1 665 (9.2)	4 938 (27.2)	7 521 (41.4)	2 285 (12.6)	1 742 (9.6)

3. 中小学生眼睛的主要问题

经调查，有 13 315（73.4%）名中小学生在不戴眼镜的情况下，1 只或 2 只眼睛的视力低于 5.0，其中有 87.2% 的学生经医生诊断为近视，没有看过医生的学生占比为 6.4%。分学段显示，小学、初中、高中、职高学生经医生诊断为近视的占比分别为 71.9%、87.3%、95.0%、89.9%，没有看过医生的占比分别为 15.2%、6.0%、2.0%、5.3%。分地区显示，乡村、城市学生经医生诊断为近视的占比分别为 88.2%、86.5%，没有看过医生的占比分别为 5.6%、6.9%。分性别显示，男生和女生经医生诊断为近视的占比分别为 86.0%、88.2%，没有看过医生的占比分别为 7.1%、5.7%。详见图 10-28 和表 10-28。

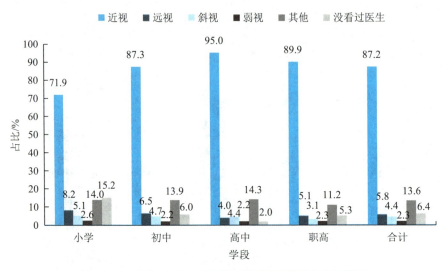

图 10-28 苏州市 2023 年不同学段学生眼睛的主要问题

表 10-28 苏州市 2023 年不同地区、性别学生眼睛的主要问题

组别		调查人数/人	近视/[人(%)]	远视/[人(%)]	斜视/[人(%)]	弱视/[人(%)]	其他/[人(%)]	没看过医生/[人(%)]
地区	乡村	5 287	4 662（88.2）	318（6.0）	187（3.5）	115（2.2）	717（13.6）	296（5.6）
	城市	8 028	6 945（86.5）	451（5.6）	403（5.0）	187（2.3）	1 099（13.7）	555（6.9）
性别	男	6 365	5 475（86.0）	359（5.6）	298（4.7）	138（2.2）	842（13.2）	455（7.1）
	女	6 950	6 132（88.2）	410（5.9）	292（4.2）	164（2.4）	974（14.0）	396（5.7）
合计		13 315	11 607（87.2）	769（5.8）	590（4.4）	302（2.3）	1 816（13.6）	851（6.4）

4. 视力治疗和矫正情况

在 1 只或 2 只眼睛的视力低于 5.0 的中小学生中，有 68.1% 的学生选择佩戴框架眼镜，8.3% 的学生选择药物治疗，6.3% 的学生选择佩戴角膜塑形镜。分学段显示，小学、初中、高中、职高学生选择佩戴框架眼镜的占比分别为 46.7%、67.1%、81.3%、68.9%，选择药物治疗的占比分别为 12.6%、7.7%、8.0%、4.3%，选择佩戴角膜塑形镜的占比分别为 6.3%、6.2%、7.4%、3.8%。分地区显示，乡村、城市学生选择佩戴框架眼镜的占比分别为 69.3%、67.3%，选择药物治疗的占比分别为 7.6%、8.7%，选择佩戴角膜塑形镜的占比分别为 3.4%、8.1%。分性别显示，男生和女生选择佩戴框架眼镜的占比分别为 64.4%、71.5%，选择药物治疗的占比分别为 7.3%、9.2%，选择佩戴角膜塑形镜的占比分别为 5.2%、7.3%。详见图 10-29 和表 10-29。

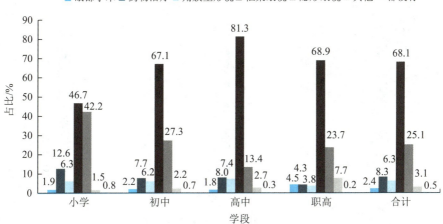

图 10-29　苏州市 2023 年不同学段学生视力治疗/矫正情况

表 10-29　苏州市 2023 年不同地区、性别学生视力治疗/矫正情况

组别		调查人数/人	眼部手术/[人(%)]	药物治疗/[人(%)]	角膜塑形镜/[人(%)]	框架眼镜/[人(%)]	隐形眼镜/[人(%)]	其他/[人(%)]	都没有/[人(%)]
地区	乡村	5 287	113(2.1)	404(7.6)	180(3.4)	3 665(69.3)	1 344(25.4)	191(3.6)	23(0.4)
	城市	8 028	201(2.5)	697(8.7)	654(8.1)	5 400(67.3)	1 993(24.8)	219(2.7)	44(0.5)
性别	男	6 365	173(2.7)	462(7.3)	329(5.2)	4 099(64.4)	1 838(28.9)	116(1.8)	32(0.5)
	女	6 950	141(2.0)	639(9.2)	505(7.3)	4 966(71.5)	1 499(21.6)	294(4.2)	35(0.5)
合计		13 315	314(2.4)	1 101(8.3)	834(6.3)	9 065(68.1)	3 337(25.1)	410(3.1)	67(0.5)

5. 平时配戴框架眼镜或隐形眼镜的情况

有69.0%的学生平时一直佩戴框架眼镜或隐形眼镜，其中不满6岁开始佩戴框架眼镜或隐形眼镜的学生占比为2.8%，6~12（不含12）岁开始佩戴框架眼镜或隐形眼镜的学生占比为49.1%，12~15（不含15）岁开始佩戴框架眼镜或隐形眼镜的学生占比为41.2%，15岁及以上开始佩戴框架眼镜或隐形眼镜的学生占比为6.9。分学段显示，小学、初中、高中、职高学生平时一直佩戴框架眼镜或隐形眼镜的占比分别为67.1%、67.7%、72.7%、64.1%。分地区显示，乡村、城市学生平时一直佩戴框架眼镜或隐形眼镜的占比分别为68.9%、69.1%。分性别显示，男生和女生平时一直佩戴框架眼镜或隐形眼镜的占比均为69.0%。详见图 10-30 和表 10-30。

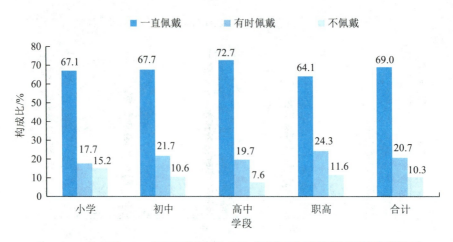

图 10-30　苏州市 2023 年不同学段学生平时配戴框架眼镜或隐形眼镜的情况

表 10-30　苏州市 2023 年不同地区、性别学生平时配戴框架眼镜或隐形眼镜的情况

组别		调查人数/人	一直佩戴/[人(%)]	有时佩戴/[人(%)]	不佩戴/[人(%)]
地区	乡村	3 943	2 717（68.9）	816（20.7）	410（10.4）
	城市	6 035	4 169（69.1）	1 248（20.7）	618（10.2）
性别	男	4 527	3 125（69.0）	868（19.2）	534（11.8）
	女	5 451	3 761（69.0）	1 196（21.9）	494（9.1）
合计		9 978	6 886（69.0）	2 064（20.7）	1 028（10.3）

6. 配镜前接受检查的情况

有 55.2% 的中小学生在配镜前接受过散瞳和验光，未接受过检查的学生占比为 6.0%。分学段显示，小学、初中、高中、职高学生在配镜前接受过散瞳和验光的占比分别为 58.5%、59.5%、53.7%、48.0%，未接受过检查的占比分别为 9.5%、6.5%、3.7%、7.4%。分地区显示，乡村、城市学生在配镜前接受过散瞳和验光的占比分别为 50.4%、58.4%，未接受过检查的占比分别为 7.3%、5.2%。分性别显示，男生和女生在配镜前接受过散瞳和验光的占比分别为 53.7%、56.5%，未接受过检查的占比分别为 7.0%、5.2%。详见图 10-31 和表 10-31。

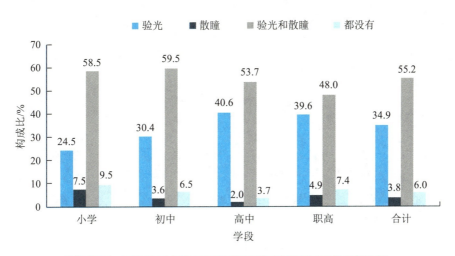

图 10-31　苏州市 2023 年不同学段学生配镜前接受检查的情况

表 10-31　苏州市 2023 年不同地区、性别学生配镜前接受检查的情况

组别		调查人数/人	验光/[人(%)]	散瞳/[人(%)]	验光和散瞳/[人(%)]	都没有/[人(%)]
地区	乡村	3 943	1 518（38.5）	149（3.8）	1 988（50.4）	288（7.3）
	城市	6 035	1 969（32.6）	229（3.8）	3 522（58.4）	315（5.2）
性别	男	4 527	1 573（34.7）	207（4.6）	2 430（53.7）	317（7.0）
	女	5 451	1 914（35.1）	171（3.1）	3 080（56.5）	286（5.2）
合计		9 978	3 487（34.9）	378（3.8）	5 510（55.2）	603（6.0）

7. 配第一副眼镜时曾接受检查的情况

有 58.2% 的中小学生在配第一副眼镜时曾接受过散瞳和验光，未接受过检查的学生占比为 5.4%。分学段显示，小学、初中、高中、职高学生在配第一副眼镜时曾接受过散瞳和验光的占比分别为 60.7%、62.3%、56.9%、51.5%，未接受过检查的占比分别为 10.6%、5.3%、3.1%、6.3%。分地区显示，乡村、城市学生在配第一副眼镜时曾接受过散瞳和验光的占比分别为 53.6%、61.3%，未接受过检查的占比分别为 6.1%、5.0%。分性别显示，男生和女生在配第一副眼镜时曾接受过散瞳和验光的占比分别为 55.8%、60.2%，未接受过检查的占比分别为 6.2%、4.8%。详见图 10-32 和表 10-32。

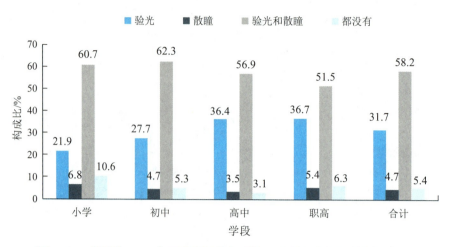

图 10-32 苏州市 2023 年不同学段学生配第一副眼镜时曾接受检查的情况

表 10-32 苏州市 2023 年不同地区、性别学生配第一副眼镜时曾接受检查的情况

组别		调查人数/人	验光/ [人(%)]	散瞳/ [人(%)]	验光和散瞳/ [人(%)]	都没有/ [人(%)]
地区	乡村	3 943	1 421 (36.0)	168 (4.3)	2 113 (53.6)	241 (6.1)
	城市	6 035	1 739 (28.8)	299 (5.0)	3 697 (61.3)	300 (5.0)
性别	男	4 527	1 471 (32.5)	251 (5.5)	2 526 (55.8)	279 (6.2)
	女	5 451	1 689 (31.0)	216 (4.0)	3 284 (60.2)	262 (4.8)
合计		9 978	3 160 (31.7)	467 (4.7)	5 810 (58.2)	541 (5.4)

七、小结

在校内用眼环境调查中，所在班级座位从不调换（或仅个别人轮换）的中小学生占 10.7%；从不按照学生身高调整课桌椅高度或课桌椅高度不可调的中小学生占 53.6%；62.0% 的中小学生每天在校做 2 次眼保健操；13.1% 的中小学生课间休息时在户外活动。

在校外用眼情况方面，小学生平均每天放学后完成作业和读写时间不超过 1 小时的占比为 24.9%，初中生作业完成时间在 2 小时以内的占比为 47.8%，高中生做作业超过 3 小时的占比为 49.2%。

学生运动与娱乐方面，70.3% 的学生没有因为学习而减少运动时间；49.4% 的学生家长会限制其看电视、玩电脑或电子游戏时间（平均每天不超过 60 分钟）。

在读写姿势调查中，27.2% 的学生读写时胸口离桌子边沿总是超过 1 拳；26.6%

的学生读写时眼睛距离书本总是超过 1 尺；31.3%的学生读写时手指总是距离笔尖 1 寸。老师会提醒学生注意读写姿势的学生占比为 42.3%，低于家长提醒的学生占比（58.1%）。

在电子屏幕使用情况调查中，过去 1 周里，70.7%的学生平均每天看电视不到 1 小时或从未看过；80.7%的学生平均每天用电脑不到 1 小时或从未用过；58.9%的学生平均每天使用移动电子设备不到 1 小时或从未看过；62.9%的学生看电子屏幕，其中非学习目的看电子屏幕时间不超过 1 小时的占比为 30.0%。

在近距离用眼习惯调查中，95.2%的学生从不或偶尔在阳光直射下看书或者看电子屏幕；88.0%的学生天黑后看电子屏幕时从不或偶尔关灯；81.8%的学生从不或偶尔躺着或趴着看书或电子屏幕；89.5%的学生从不或偶尔走路或乘车时看书或电子屏幕；68.9%的学生天黑后在宿舍或家里读书写字时会同时使用台灯和屋顶灯；54.9%的学生在使用电脑时能保持眼睛和电脑屏幕距离超过 66 厘米；68.2%的学生在看电视时，眼睛和电视屏幕距离超过 3 米；37.4%的学生能做到每隔 30 分钟之内休息 1 次，每隔 2 小时及以上休息 1 次的学生占比为 16.4%。

在近视检查及矫正情况调查中，38.9%的学生父母都不近视；63.6%的学生过去 1 年内至少做过 2 次视力检查。不戴眼镜情况下，73.4%的学生有 1 只或 2 只眼睛视力低于 5.0，其中近视占比为 87.2%；为提高视力，有 68.1%的学生选择佩戴框架眼镜，8.3%的学生选择药物治疗，6.3%的学生选择佩戴角膜塑形镜；在佩戴眼镜的学生中，69.0%的学生平时一直佩戴框架眼镜或隐形眼镜；有 55.2%的学生在配镜前接受过散瞳和验光；在配第一副眼镜时，有 58.2%的学生曾接受过散瞳和验光检查。

第十一章
脊柱弯曲异常相关行为

一、脊柱弯曲异常相关行为

1. 背书包的习惯情况

81.2%的中小学生双肩包背背后，使用带轮书包的学生占比为1.2%。分学段显示，小学、初中、高中、职高学生双肩包背背后的占比分别为85.3%、87.0%、75.6%、72.8%，使用带轮书包的占比分别为2.6%、0.8%、0.4%、0.9%。分地区显示，乡村、城市学生双肩包背背后的占比分别为82.0%、80.6%，使用带轮书包的占比分别为1.6%、0.9%。分性别显示，男生、女生双肩包背背后的占比分别为79.3%、83.1%，使用带轮书包的占比分别为1.4%、1.0%。详见图11-1和表11-1。

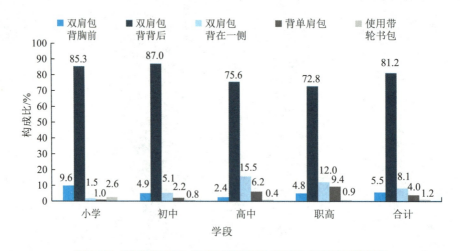

图11-1 苏州市2023年不同学段学生平时背书包的习惯情况

表 11-1　苏州市 2023 年不同地区、性别学生平时背书包的习惯情况

组别		调查人数/人	双肩包背胸前/[人(%)]	双肩包背背后/[人(%)]	双肩包背在一侧/[人(%)]	背单肩包/[人(%)]	使用带轮书包/[人(%)]
地区	乡村	7 199	423（5.9）	5 906（82.0）	495（6.9）	258（3.6）	117（1.6）
	城市	10 952	575（5.3）	8 831（80.6）	970（8.9）	475（4.3）	101（0.9）
性别	男	9 136	635（7.0）	7 249（79.3）	802（8.8）	320（3.5）	130（1.4）
	女	9 015	363（4.0）	7 488（83.1）	663（7.4）	413（4.6）	88（1.0）
合计		18 151	998（5.5）	14 737（81.2）	1 465（8.1）	733（4.0）	218（1.2）

2. 学生对书包重量的反馈情况

4.5% 的中小学生认为书包重量很重，认为书包重量较重的学生占比为 15.3%。分学段显示，小学、初中、高中、职高学生认为书包重量很重的占比分别为 5.9%、6.5%、2.7%、1.3%，认为书包重量较重的占比分别为 21.9%、20.8%、8.5%、4.9%。分地区显示，乡村、城市学生认为书包重量很重的占比分别为 3.6%、5.1%，认为书包重量较重的占比分别为 13.2%、16.8%。分性别显示，男生、女生认为书包重量很重的占比分别为 4.9%、4.1%，认为书包重量较重的占比分别为 14.9%、15.8%。详见图 11-2 和表 11-2。

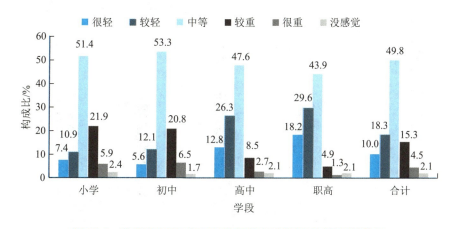

图 11-2　苏州市 2023 年不同学段学生对书包重量的反馈情况

表 11-2　苏州市 2023 年不同地区、性别学生对书包重量的反馈情况

组别		调查人数/人	很轻/[人(%)]	较轻/[人(%)]	中等/[人(%)]	较重/[人(%)]	很重/[人(%)]	没感觉/[人(%)]
地区	乡村	7 199	822 (11.4)	1 386 (19.3)	3 633 (50.5)	947 (13.2)	262 (3.6)	149 (2.1)
	城市	10 952	989 (9.0)	1 940 (17.7)	5 402 (49.3)	1 837 (16.8)	556 (5.1)	228 (2.1)
性别	男	9 136	1 135 (12.4)	1 715 (18.8)	4 197 (45.9)	1 357 (14.9)	445 (4.9)	287 (3.1)
	女	9 015	676 (7.5)	1 611 (17.9)	4 838 (53.7)	1 427 (15.8)	373 (4.1)	90 (1.0)
合计		18 151	1 811 (10.0)	3 326 (18.3)	9 035 (49.8)	2 784 (15.3)	818 (4.5)	377 (2.1)

3. 班级座位左右轮转情况

33.5% 的中小学生班级座位每周轮转 1 次，不轮转的学生占比为 29.6%。分学段显示，小学、初中、高中、职高学生班级座位每周轮转 1 次的占比分别为 57.3%、29.6%、23.0%、14.2%，不轮转的占比分别为 25.1%、35.3%、19.1%、49.0%。分地区显示，乡村、城市学生班级座位每周轮转 1 次的占比分别为 31.6%、34.7%，不轮转的占比分别为 35.0%、26.1%。分性别显示，男生、女生班级座位每周轮转 1 次的占比分别为 32.0%、35.0%，不轮转的占比分别为 33.2%、26.0%。详见图 11-3 和表 11-3。

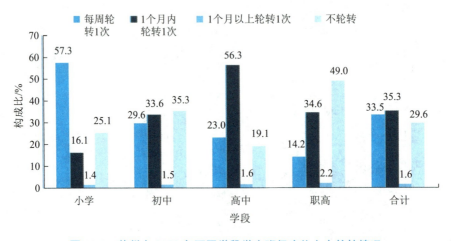

图 11-3　苏州市 2023 年不同学段学生班级座位左右轮转情况

表 11-3　苏州市 2023 年不同地区、性别学生班级座位左右轮转情况

组别		调查人数/人	每周轮转 1 次/[人(%)]	1 个月内轮转 1 次/[人(%)]	1 个月以上轮转 1 次/[人(%)]	不轮转/[人(%)]
地区	乡村	7 199	2 272（31.6）	2 288（31.8）	119（1.7）	2 520（35.0）
	城市	10 952	3 800（34.7）	4 122（37.6）	171（1.6）	2 859（26.1）
性别	男	9 136	2 921（32.0）	3 026（33.1）	153（1.7）	3 036（33.2）
	女	9 015	3 151（35.0）	3 384（37.5）	137（1.5）	2 343（26.0）
合计		18 151	6 072（33.5）	6 410（35.3）	290（1.6）	5 379（29.6）

4. 床垫的柔软度合适情况

14.2% 的中小学生认为床垫偏软，认为床垫适中的学生占比为 75.4%。分学段显示，小学、初中、高中、职高学生认为床垫偏软的占比分别为 18.2%、13.1%、11.4%、14.3%，认为床垫适中的占比分别为 75.7%、77.7%、74.8%、71.5%。分地区显示，乡村、城市学生认为床垫偏软的占比分别为 14.4%、14.1%，认为床垫适中的占比分别为 76.9%、74.5%。分性别显示，男生、女生认为床垫偏软的占比分别为 16.3%、12.1%，认为床垫适中的占比分别为 72.4%、78.5%。详见图 11-4 和表 11-4。

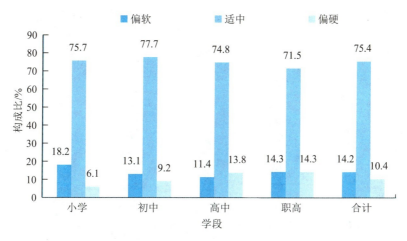

图 11-4　苏州市 2023 年不同学段学生反馈床垫的柔软度合适情况

表 11-4　苏州市 2023 年不同地区、性别学生反馈床垫的柔软度合适情况

组别		调查人数/人	偏软/[人(%)]	适中/[人(%)]	偏硬/[人(%)]
地区	乡村	7 199	1 034（14.4）	5 535（76.9）	630（8.8）
	城市	10 952	1 546（14.1）	8 155（74.5）	1 251（11.4）
性别	男	9 136	1 487（16.3）	6 616（72.4）	1 033（11.3）
	女	9 015	1 093（12.1）	7 074（78.5）	848（9.4）
合计		18 151	2 580（14.2）	13 690（75.4）	1 881（10.4）

5. 左右脚鞋底磨损情况

92.6%的中小学生左右脚鞋底磨损无差别，左脚磨损严重的学生占比为 3.3%，右脚磨损严重的学生占比为 4.1%。分学段显示，小学、初中、高中、职高学生左右脚鞋底磨损无差别的占比分别为 96.1%、93.0%、91.0%、87.7%，左脚鞋底磨损严重的占比分别为 1.8%、3.5%、3.3%、6.0%，右脚鞋底磨损严重的占比分别为 2.1%、3.5%、5.7%、6.4%。分地区显示，乡村、城市学生左右脚鞋底磨损无差别的占比分别为 92.6%、92.5%，左脚鞋底磨损严重的占比分别为 3.5%、3.2%，右脚鞋底磨损严重的占比分别为 3.9%、4.3%。分性别显示，男生、女生左右脚鞋底磨损无差别的占比分别为 89.9%、95.3%，左脚鞋底磨损严重的占比分别为 4.3%、2.3%，右脚鞋底磨损严重的占比分别为 5.8%、2.4%。详见图 11-5 和表 11-5。

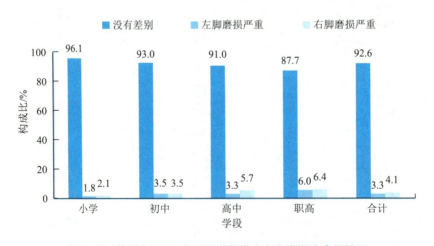

图 11-5　苏州市 2023 年不同学段学生左右脚鞋底磨损情况

表 11-5 苏州市 2023 年不同地区、性别学生左右脚鞋底磨损情况

组别		调查人数/人	没有差别/[人(%)]	左脚磨损严重/[人(%)]	右脚磨损严重/[人(%)]
地区	乡村	7 199	6 667（92.6）	251（3.5）	281（3.9）
	城市	10 952	10 133（92.5）	352（3.2）	467（4.3）
性别	男	9 136	8 212（89.9）	396（4.3）	528（5.8）
	女	9 015	8 588（95.3）	207（2.3）	220（2.4）
合计		18 151	16 800（92.6）	603（3.3）	748（4.1）

6. 学生鞋底内外侧磨损情况

86.7%的中小学生鞋底内外侧磨损无差别，内侧磨损严重的学生占比为 5.5%，外侧磨损严重的学生占比为 7.8%。分学段显示，小学、初中、高中、职高学生鞋底内外侧磨损无差别的占比分别为 93.4%、88.1%、81.3%、81.4%，内侧磨损严重的占比分别为 2.0%、4.7%、8.2%、8.2%，外侧磨损严重的占比分别为 4.6%、7.2%、10.5%、10.4%。分地区显示，乡村、城市学生鞋底内外侧磨损无差别的占比分别为 87.1%、86.4%，内侧磨损严重的占比分别为 5.2%、5.6%，外侧磨损严重的占比分别为 7.7%、7.9%。分性别显示，男生、女生鞋底内外侧磨损无差别的占比分别为 83.5%、89.9%，内侧磨损严重的占比分别为 6.6%、4.3%，外侧磨损严重的占比分别为 9.8%、5.8%。详见图 11-6 和表 11-6。

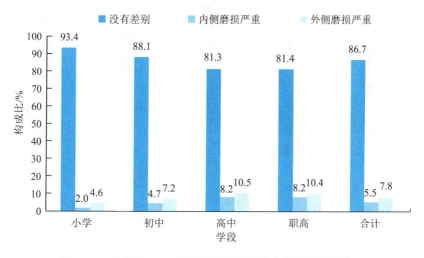

图 11-6 苏州市 2023 年不同学段学生鞋底内外侧磨损情况

表 11-6 苏州市 2023 年不同地区、性别学生鞋底内外侧磨损情况

组别		调查人数/人	没有差别/[人(%)]	内侧磨损严重/[人(%)]	外侧磨损严重/[人(%)]
地区	乡村	7 199	6 270 (87.1)	374 (5.2)	555 (7.7)
	城市	10 952	9 466 (86.4)	617 (5.6)	869 (7.9)
性别	男	9 136	7 633 (83.5)	606 (6.6)	897 (9.8)
	女	9 015	8 103 (89.9)	385 (4.3)	527 (5.8)
合计		18 151	15 736 (86.7)	991 (5.5)	1 424 (7.8)

7. 坐姿、站姿的自我要求情况

10.7%的中小学生时刻保持良好的坐姿、站姿，43.5%的中小学生有时监督自己保持良好姿势。分学段显示，小学、初中、高中、职高学生时刻保持良好姿势的占比分别为22.1%、9.3%、4.1%、3.8%，有时监督自己保持良好姿势的占比分别为39.6%、45.1%、46.3%、42.2%。分地区显示，乡村、城市学生时刻保持良好姿势的占比分别为11.5%、10.1%，有时监督自己保持良好姿势的占比分别为43.8%、43.2%。分性别显示，男生、女生时刻保持良好姿势的占比分别为11.4%、9.9%，有时监督自己保持良好姿势的占比分别为38.4%、48.6%。详见图11-7和表11-7。

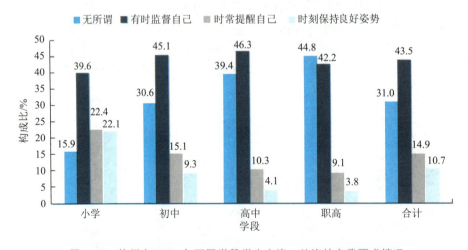

图 11-7 苏州市 2023 年不同学段学生坐姿、站姿的自我要求情况

表 11-7　苏州市 2023 年不同地区、性别学生坐姿、站姿的自我要求情况

组别		调查人数/人	无所谓/[人(%)]	有时监督自己/[人(%)]	时常提醒自己/[人(%)]	时刻保持良好姿势/[人(%)]
地区	乡村	7 199	2 126（29.5）	3 153（43.8）	1 090（15.1）	830（11.5）
	城市	10 952	3 492（31.9）	4 736（43.2）	1 620（14.8）	1 104（10.1）
性别	男	9 136	3 227（35.3）	3 512（38.4）	1 353（14.8）	1 044（11.4）
	女	9 015	2 391（26.5）	4 377（48.6）	1 357（15.1）	890（9.9）
合计		18 151	5 618（31.0）	7 889（43.5）	2 710（14.9）	1 934（10.7）

8. 过去 1 个月内身体部位持续酸痛情况

过去 1 个月内，52.9%的中小学生未出现过身体持续酸痛情况，32.6%的中小学生出现过持续颈肩部酸痛，18.2%的中小学生出现过持续背部酸痛，24.1%的中小学生出现过持续腰部酸痛。分学段显示，小学、初中、高中、职高学生未出现过身体持续酸痛的占比分别为 75.5%、52.5%、36.9%、40.5%，出现过持续颈肩部酸痛的占比分别为 14.8%、32.0%、46.2%、42.0%，出现过持续背部酸痛的占比分别为 9.5%、17.7%、25.5%、21.6%，出现过持续腰部酸痛的占比分别为 9.6%、23.2%、36.4%、30.4%。分地区显示，乡村、城市学生未出现过身体持续酸痛的占比分别为 53.9%、52.1%，出现过持续颈肩部酸痛的占比分别为 31.6%、33.3%，出现过持续背部酸痛的占比分别为 17.4%、18.6%，出现过持续腰部酸痛的占比分别为 23.7%、24.5%。分性别显示，男生、女生未出现过身体持续酸痛的占比分别为 58.0%、47.6%，出现过持续颈肩部酸痛的占比分别为 26.4%、39.0%，出现过持续背部酸痛的占比分别为 16.6%、19.7%，出现过持续腰部酸痛的占比分别为 20.1%、28.2%。详见图 11-8 和表 11-8。

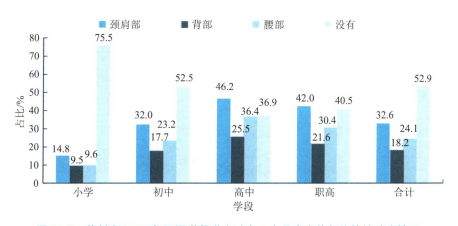

图 11-8　苏州市 2023 年不同学段学生过去 1 个月内身体部位持续酸痛情况

表 11-8　苏州市 2023 年不同地区、性别学生过去 1 个月内身体部位持续酸痛情况

组别		调查人数/人	颈肩部/[人(%)]	背部/[人(%)]	腰部/[人(%)]	未出现/[人(%)]
地区	乡村	7 199	2 274 (31.6)	1 254 (17.4)	1 703 (23.7)	3 883 (53.9)
	城市	10 952	3 649 (33.3)	2 042 (18.6)	2 679 (24.5)	5 710 (52.1)
性别	男	9 136	2 409 (26.4)	1 516 (16.6)	1 836 (20.1)	5 303 (58.0)
	女	9 015	3 514 (39.0)	1 780 (19.7)	2 546 (28.2)	4 290 (47.6)
合计		18 151	5 923 (32.6)	3 296 (18.2)	4 382 (24.1)	9 593 (52.9)

二、小结

在脊柱弯曲异常相关行为调查中，81.2%的中小学生将双肩包背背后，19.8%的中小学生认为书包较重或很重；70.4%的中小学生所在的班级进行座位左右轮转，平均每2.3周轮转1次；认为自己床垫偏软的中小学生占14.2%，认为床垫适中的中小学生占75.4%；92.6%的中小学生左右脚鞋底磨损无差别，3.3%的中小学生左脚鞋底磨损更严重，4.1%的中小学生右脚鞋底磨损更严重；86.7%的中小学生鞋底内外侧磨损无差别，5.5%的中小学生鞋底内侧磨损严重，7.8%的中小学生鞋底外侧磨损严重；10.7%的中小学生时刻保持良好的坐姿、站姿，43.5%的中小学生有时监督自己保持良好姿势；在过去1个月内，52.9%的中小学生未出现过身体持续酸痛，32.6%的中小学生出现过持续颈肩部酸痛，18.2%的中小学生出现过持续背部酸痛，24.1%的中小学生出现过持续腰部酸痛。